专家与您面对面

低血糖症

主编 / 吕晓红　江军亮

中国医药科技出版社

图书在版编目（CIP）数据

低血糖症 / 吕晓红，江军亮主编 . -- 北京：中国医药科技出版社，
2016.1
（专家与您面对面）
ISBN 978-7-5067-7851-0

Ⅰ. ①低…　Ⅱ. ①吕… ②江…　Ⅲ. ①低血糖病 – 防治　Ⅳ. ① R587.3

中国版本图书馆 CIP 数据核字 (2015) 第 247643 号

专家与您面对面——低血糖症

美术编辑　陈君杞
版式设计　大隐设计

出版　中国医药科技出版社
地址　北京市海淀区文慧园北路甲 22 号
邮编　100082
电话　发行：010-62227427　邮购：010-62236938
网址　www.cmstp.com
规格　880×1230mm $\frac{1}{32}$
印张　$3\frac{3}{4}$
字数　60 千字
版次　2016 年 1 月第 1 版
印次　2016 年 1 月第 1 次印刷
印刷　北京九天众诚印刷有限公司
经销　全国各地新华书店
书号　ISBN 978-7-5067-7851-0
定价　19.80 元
本社图书如存在印装质量问题请与本社联系调换

内容提要

　　低血糖症怎么防？怎么治？本书从"未病先防，既病防变"的理念出发，分别从基础知识、发病信号、鉴别诊断、综合治疗、康复调养和预防保健六个方面进行介绍，告诉您关于低血糖症您需要知道的有多少，您能做的有哪些。

　　阅读本书，让您在全面了解低血糖症的基础上，能正确应对低血糖症的"防"与"治"。本书适合低血糖症患者及家属阅读参考，凡患者或家属可能存在的疑问，都能找到解答，带着问题找答案，犹如专家与您面对面。

专家与您面对面

丛书编委会（按姓氏笔画排序）

前言

"健康是福"已经是人尽皆知的道理。有了健康，才有事业，才有未来，才有幸福；失去健康，就失去一切。那么什么是健康？健康包含三个方面的内容，身体好，没有疾病，即生理健康；心理平衡，始终保持良好的心理状态，即心理健康；个人和社会相协调，即社会适应能力强。健康不应以治病为本，因为治病花钱受罪，事倍功半，是下策。健康应以养生预防为本，省钱省力，事半功倍，乃是上策。

然而，污染的空气、恶化的水源、生活的压力等等，来自现实社会对健康的威胁却越来越令人担忧。没病之前，不知道如何保养，一旦患病，又不知道如何就医。基于这种现状，我们从"未病先防，既病防变"的理念出发，邀请众多医学专家编写了这套丛书。丛书本着一切为了健康的目标，遵循科学性、权威性、实用性、普及性的原则，简明扼要地介绍了100种疾病。旨在提高全民族的健康与身体素质，消除医学知识的不对等，把健康知识送到每一个家庭，帮助大家实现身心健康的理想。本套丛书的章节结构如下。

第一章 疾病扫盲——若想健康身体好，基础知识须知道；

第二章 发病信号——疾病总会露马脚，练就慧眼早明了；

第三章 诊断须知——确诊病症下对药，必要检查不可少；

第四章 治疗疾病——合理用药很重要，综合治疗效果好；

第五章 康复调养——三分治疗七分养，自我保健恢复早；

第六章 预防保健——饮食护理习惯好，远离疾病活到老。

按照以上结构，作者根据在临床工作中的实践体会，和就诊时患者经常提出的一些问题，对 100 种常见疾病做了系统的介绍，内容丰富，深入浅出，通俗易懂。通过阅读，能使读者在自己的努力下，进行自我保健，以增强体质，减少疾病；一旦患病，以利尽早发现，及时治疗，早日康复，将疾病带来的损害降至最低限度。一书在手，犹如请了一位与您面对面交谈的专家，可以随时为您答疑解惑。丛书不仅适合患者阅读，也适用于健康人群预防保健参考所需。限于水平与时间，不足之处在所难免，望广大读者批评、指正。

编者

2015 年 10 月

目录

第1章　疾病扫盲
——若想健康身体好，基础知识须知道

第2章 发病信号
——疾病总会露马脚，练就慧眼早明了

第 1 章

疾病扫盲
若想健康身体好，基础知识须知道

什么是低血糖

低血糖又称血糖过低、低血糖症、血糖过少。低血糖综合征是一组由多种病因引起的综合征。

血糖浓度常低于 3.36mmol/L，严重而长期的低血糖症可发生广泛的神经系统损害与并发症。常见的有功能性低血糖与肝源性低血糖，其次为胰岛素瘤及其他内分泌性疾病所致的低血糖症。本病常被误诊为癔症、癫痫、精神病、脑瘤与脑炎等，经过恰当治疗后，症状可迅速好转。早期识别本病甚为重要，可达治愈目的，延误诊断与治疗会造成永久性的神经病变而不可逆转。

血糖指血液中的葡萄糖，是人机体活动的重要能量，对维持人体物质代谢、脏器功能，尤其是脑神经组织所需要的葡萄糖几乎完全依赖于血糖的持续供能。

短暂的低血糖可引起明显的脑功能障碍；长期而严重的低血糖，将会导致永久性神经系统损伤乃至死亡。但是，低血糖症的最大潜在危险性，往往未被人们充分认识到，正因为如此，及时识别和处理低血糖甚为重要。

人体血糖主要来源于食物中碳水化合物，经消化、吸收后生成葡萄糖。但在空腹时血糖来源于肝糖原分解(75%)，糖原异生(25%)。

总血糖流失量每分钟每千克体重平均约 2mg。血糖的调节依赖于神经内分泌系统的多种激素和多种酶系活动来参与，使空腹血糖和餐后血糖维持在比较适宜的范围内，正常血糖为 3.3 ~ 8.9mmol/L。在一般情况下，当摄入的食物刺激胃肠道激素的分泌和营养物质的吸收使血糖水平短时间升高至 6.7 ~ 7.2mmol/L，最高可达 8.9mmol/L。在高血糖的直接刺激下，胰岛 B 细胞分泌胰岛素，促进葡萄糖的利用和贮藏，以平衡餐后高血糖。胰岛素通过促进葡萄糖在外周的利用，增加肝糖原合成，抑制肝糖原酵解和葡萄糖异生而成为体内唯一的降低血糖的激素。但体内尚有数种的抗胰岛素作用的激素：诸如胰升糖素，以增加肝糖原分解和葡萄糖异生；肾上腺素，以直接促进肝糖原分解，刺激胰高糖素分泌，控制胰岛素分泌，减低葡萄糖的利用；肾上腺糖皮质激素，以增加肝葡萄糖异生；生长激素，以抑制葡萄糖利用；甲状腺激素，以促进葡萄糖吸收，增加葡萄糖异生。总之，当机体对糖代谢调节失常，胰岛素和升血糖的激素之间的作用失去平衡关系，使血糖超常变动。胰岛素绝对或相对过多，则发生低血糖症。

低血糖症是临床现象，不是独立的疾病

低血糖症是血葡萄糖水平低于正常的一种临床现象，它不是一个独立的疾病，而是由多种因素所致血糖浓度过低的综合征。人体细胞内葡萄糖（游离葡萄糖）只占机体总葡萄糖量的很小一部分，绝大多数葡萄糖存在于细胞外间隙，而重叠机制可以确保细胞内环境的稳定，当破坏这种机制可导致低血糖症发生，轻症可无临床症状，严重时可导致可逆或不可逆的后果。这种宽度范围的无特殊症状的临床表现，常导致诊断上的困难。然而，近年来，在生理学和分子水平对葡萄糖调控的研究，为临床了解低血糖状态的成因提供了有效的方法。

什么是低血糖症

低血糖症是由多种病因引起的血葡萄糖（简称血糖）浓度过低所致的一组临床综合征。一般以成人血浆血糖浓度（血浆真糖，葡萄糖氧化酶法测定）＜ 2.8mmol/L，或全血葡萄糖＜ 2.5mmol/L 为低血糖。儿童低血糖诊断标准比成人值低 1.11mmol/L，但是否出现临床症状，个体差异较大。各地报道的低血糖的发病率不一。美国、

欧洲的发病率占急症病例的 0.5% 以下，新加坡的药物性低血糖发病率占就诊人数的 0.4% ~ 0.8%，香港特区为 1.5%。

低血糖症的病因有哪些

低血糖病因很多，据统计可多达 100 种疾病，近年来仍在不断发现其他病因。

本症大致可分为器质性低血糖（指胰岛和胰外原发病变，造成胰岛素、C 肽或胰岛素样物质分泌过多所致）；功能性低血糖（指患者无原发性病变，而是由于营养和药物因素等所致）；反应性低血糖（指患者多有自主神经功能紊乱，迷走神经兴奋，使得胰岛素分泌相应增多，造成临床有低血糖表现）。

正常人血糖受多种因素调控，如中枢神经系统、内分泌腺、肝脏、胃肠、营养，以及运动等因素等。升糖激素有胰高糖素、肾上腺素、肾上腺皮质激素、生长激素、甲状腺素及一些胃肠激素等。降糖激素仅有胰岛素及 C 肽。血糖升降还受很多生理因素的影响，如禁食 48 ~ 72 小时，剧烈运动，饮酒，哺乳可致低血糖，新生儿及老年人血糖往往偏低等。

低血糖也可由长期糖摄取不足或吸收不良引起。肝糖原储备减少，肝糖原分解酶减少，促进血糖升高的激素不足，胰岛素与 C 肽或其他降糖物质增多，组织消耗血糖过多，以及一些中毒因素如水杨酸和蘑菇中毒等皆可诱发低血糖综合征。

低血糖症不是疾病诊断的本质，它是糖代谢紊乱的一个标志。凡确系血糖水平低于正常范围内者，可诊断为低血糖症。但其病因的诊断则比较困难而且较为复杂，常见的低血糖症分为：①空腹（禁食性）低血糖症；②餐后（反应性）低血糖症；③药物（诱导性）低血糖症。

什么是物质代谢，物质代谢分哪几个阶段

物质代谢是生命的基本特征。从有生命的单细胞到复杂的人体，都与周围环境不断地进行物质交换，这种物质交换称为物质代谢或新陈代谢。物质代谢包括同化作用和异化作用两个不同方向的代谢变化。生物在生命活动中不断从外界环境中摄取营养物质，转化为机体的组织成分，称为同化作用；同时机体本身的物质也在不断分解成代谢产物，排出体外，称为异化作用。物质代谢过程十分复杂，即使在一个细胞内进行的物质代谢，亦包含一系列相互联系的合成

和分解的化学反应。一般说来由小分子物质合成大分子物质的反应称为合成代谢，如由氨基酸合成大分子蛋白质的反应；由大分子物质分解成小分子物质的反应称为分解代谢，如大分子糖原分解为小分子葡萄糖的反应。物质代谢常伴有能量转化，分解代谢常释放能量，合成代谢常吸收能量，分解代谢中释放的能量可供合成代谢的需要。

物质代谢可分为三个阶段：①消化吸收。食物的营养成分，除水、无机盐、维生素和单糖等小分子物质可被机体直接吸收之外，多糖、蛋白质、脂类及核酸等都须经消化，分解成比较简单的水溶性物质，才能被吸收到体内。食物在消化道内经过酶的催化进行水解叫作消化；各种营养物质的消化产物、水、维生素和无机盐，经肠黏膜细胞进入小肠绒毛的毛细血管和淋巴管的过程叫作吸收。②中间代谢。食物经消化吸收后，由血液及淋巴液运送到各组织中参加代谢，在许多相互配合的各种酶类催化下，进行分解和合成代谢，进行细胞内外物质交换和能量转变。③排泄。物质经过中间代谢过程产生多种终产物，这些终产物再经肾、肠、肝及肺等器官随尿、粪便、胆汁及呼气等排出体外。

什么是碳水化合物及其生理功能

碳水化合物又称糖，是构成人体的重要成分之一。平常我们吃的主食如馒头、米饭、面包等都属于糖类物质。另外白糖、红糖、水果，也属于糖类物质。糖根据能否水解又分为单糖、双糖（如蔗糖、麦芽糖、乳糖等）、多糖（如淀粉、糖原和纤维素等）。米、面、玉米及白薯所含的淀粉属多糖；红、白糖中的蔗糖及牛乳中的乳糖均是双糖；水果中的糖主要是葡萄糖及果糖，属于单糖。

糖的生理功能：①供给能量，糖的主要功能是供给能量，人体所需能量的70%以上是由糖氧化分解供应的。人体内作为能源的糖主要是糖原和葡萄糖，糖原是糖的储存形式，在肝脏和肌肉中含量最多，而葡萄糖是糖的运输形式。1g葡萄糖在体内完全氧化分解，可释放能量 $1.67 \times 104J$。②糖也是组织细胞的重要组成成分，如核糖和脱氧核糖是细胞中核酸的成分；糖与脂类形成的糖脂是组成神经组织与细胞膜的重要成分；糖与蛋白质结合的糖蛋白，具有多种复杂的功能。

什么是蛋白质及其生理功能

蛋白质是一切生命的物质基础，这不仅是因为蛋白质是构成机体组织器官的基本成分，更重要的是蛋白质本身不断地进行合成与分解。这种合成、分解的对立统一过程，推动生命活动，调节机体正常生理功能，保证机体的生长、发育、繁殖、遗传及修补损伤的组织。根据现代生物学观点，蛋白质和核酸是生命的主要物质基础。

蛋白质的生理功能：①蛋白质是构成组织和细胞的重要成分，如肌肉、骨骼及内脏主要由蛋白质组成。一切细胞的原生质都以蛋白质为主，动物的细胞膜及细胞间质也主要由蛋白质组成。②用于更新和修补组织细胞。③参与物质代谢及生理功能的调控。④氧化供能。⑤其他功能，如多功能血浆蛋白质的生理功能。

组成蛋白质的氨基酸有20余种，体内只能合成一部分，其余则须由食物蛋白质供给。体内不能合成或合成速度太慢的氨基酸都必须由食物蛋白质供给，故又称为"必需氨基酸"。体内能自己合成的氨基酸则不必由食物蛋白质供给的又称为"非必需氨基酸"。在体内合成蛋白质的许多氨基酸中，有8种必需氨基酸须食物供给，即赖氨酸、色氨酸、苯丙氨酸、蛋氨酸、苏氨酸、亮氨酸、异亮氨酸及缬氨酸。食物中含有的必需氨基酸越多，其营养价值越高。动物蛋白如肉类、蛋、乳均含 8 种必需氨基酸，又称优质蛋白；植物蛋白如豆类蛋白质所含的必需氨基酸是不全的。但若把玉米、小米及大豆三种植物蛋白质混合组成面食，其营养价值则明显提高。这种把几种营养价值较低的蛋白质，混合后使其营养价值提高的作用又称为不同蛋白质的互补作用。

什么叫血糖，血糖的来源和去路

（1）血液中所含的葡萄糖，称为血糖。它是糖在体内的运输形式。血糖可用葡萄糖氧化酶法、邻甲苯胺法、福林 – 吴法测定，目前国内医院多采用前两种方法。福林 – 吴法已趋淘汰。正常人空腹血浆血糖为 3.9 ~ 6.1mmol/L（葡萄糖氧化酶法测定）。

（2）正常人血糖的来源主要有 3 条途径。①饭后食物中的糖消化成葡萄糖，吸收后进入血循环，为血糖的主要来源。②空腹时血糖来自肝脏，肝脏储有肝糖原，空腹时肝糖原分解成葡萄糖进入血液。③蛋白质、脂肪及从肌肉生成的乳酸可通过糖异生过程变成葡萄糖。

（3）正常人血糖的去路主要有 5 条。①血糖的主要去路是在全身各组织细胞中氧化分解成二氧化碳和水，同时释放出大量能量，供人体利用。②进入肝脏变成肝糖原储存起来。③进入肌肉细胞变成肌糖原贮存起来。④转变为脂肪储存起来。⑤转化为细胞的组成部分。

何谓糖原，糖原的合成和分解有何生理意义

糖原是由许多葡萄糖组成的多糖，它是机体细胞储存糖的主要形式。人体各组织都利用葡萄糖合成糖原，其中肝脏和肌肉储存的糖原较多，分别称为肝糖原和肌糖原（正常人储存肝糖原约 100g，肌糖原约 200g ~ 400g）。糖原不仅储存能量，还可分解成葡萄糖调节血糖浓度。

由于人的进食时间是间断的，餐后血糖升高，必须贮存一定量糖以备不进食时的生理需要。糖原是糖的贮存形式，进食后过多的糖可在肝脏和肌肉等组织中合成糖原贮存起来，以免血糖浓度过高。肝糖原不仅可以从葡萄糖、果糖和半乳糖生成，还可以从甘油、乳酸和某些氨基酸等非糖物质合成。肝糖原可调节血糖浓度，当血糖高时，可在肝脏合成肝糖原；血糖低时，肝糖原则分解成葡萄糖以补充血糖，因此肝糖原对维持血糖的相对恒定十分重要。但肌糖原只能由葡萄糖生成，而不能直接分解为血糖。当肌肉活动剧烈时，

肌糖原分解产生大量乳酸，除一部分可氧化供能外，大部分随血液循环到肝脏，通过糖异生转变成肝糖原或血糖。血糖经血循环送到肌肉等组织氧化或合成肌糖原贮存。这种肌糖原→血乳酸→肝糖原→血糖→肌糖原的循环过程，又称乳酸循环。

什么是糖原异生作用，有何生理意义

在肝脏、肾脏和肠上皮细胞中，甘油、乳酸和某些氨基酸等非糖物质转变为糖原或葡萄糖的过程称为糖原异生作用。

肝脏是进行糖异生的主要器官，糖异生作用是饥饿时从非糖类物质供给糖的途径，此时肝外组织脂肪动员增加，肌肉组织蛋白质分解加强，它们的分解产物进入肝脏，通过糖原异生作用，就能维持饥饿时的血糖浓度；肌肉激烈运动产生的大量乳酸进入肝脏经糖原异生作用转变为糖原或葡萄糖，不仅能节约糖而且可防止乳酸积聚影响机体的酸碱平衡；由于某些氨基酸脱氨基产生的酮酸可通过糖原异生作用转变为糖，因此糖异生作用，也有利于氨基酸的分解代谢。

何为胰岛素，体内胰岛素由哪里分泌

胰岛素是一种蛋白质类激素。体内胰岛素由胰岛 β 细胞分泌。在人体十二指肠旁边，有一条长形的器官，叫作胰腺。在胰腺中散布着许许多多的细胞群，叫作胰岛。胰腺中胰岛总数约有 100 万 ~ 200 万个。胰岛细胞根据其分泌激素的功能分为以下几种：①B 细胞（β 细胞），约占胰岛细胞的 60% ~ 80%，分泌胰岛素，胰岛素可以降低血糖。②A 细胞（α 细胞），约占胰岛细胞的 24% ~ 40%，分泌胰升糖素，胰升糖素作用同胰岛素相反，可增高血糖。③D 细胞，约占胰岛细胞总数的 6% ~ 15%，分泌生长激素抑制激素。

糖尿病患者，由于病毒感染、自身免疫、遗传基因等各种发病因素，其病理、生理主要是由于胰岛素活性相对或绝对不足以及胰升糖素活性相对或绝对过多所致，即 B 和 A 细胞双边激素功能障碍所致。胰岛素依赖型糖尿病胰岛素分泌细胞严重损害或完全缺失，内源性胰岛素分泌极低，需用外源性胰岛素治疗。非胰岛素依赖型糖尿病，胰岛素分泌障碍较轻，基础胰岛素浓度正常或增高，而糖刺激后胰岛素分泌则一般均较相应体重为低，即胰岛素相对不足。

🧑‍⚕️ 体内胰岛素的分泌过程

胰岛素在胰岛 B 细胞中合成。胰岛素合成的控制基因在第 11 对染色体短臂上。基因正常则生成的胰岛素结构是正常的；若基因突变则生成的胰岛素结构是不正常的，为变异胰岛素。在 B 细胞的细胞核中，第 11 对染色体短臂上胰岛素基因区 DNA 向 mRNA 转录，mRNA 从细胞核移向细胞质的内质网，转译成氨基酸相连的长肽——前胰岛素原，前胰岛素原经过蛋白水解作用除其前肽，生成胰岛素原。胰岛素原随细胞质中的微泡进入高尔基体，由 86 个氨基酸组成的长肽链——胰岛素原在高尔基体中经蛋白酶水解生成胰岛素及 C 肽，分泌到 B 细胞外，进入血液循环中。未经过蛋白酶水解的胰岛素原，一小部分随着胰岛素进入血液循环，胰岛素原的生物活性仅及胰岛素的 5%。

胰岛素的分子量 5700，由两条氨基酸肽链组成。A 链有 21 个氨基酸，B 链有 30 个氨基酸。A、B 链之间有两处二硫键相连。胰岛 B 细胞中储备胰岛素约 200U，每天分泌约 40U。空腹时，血浆胰岛素浓度是 5 ~ 15 μU/ml。进餐后血浆胰岛素水平可增加 5 ~ 10 倍。胰岛素的生物合成速度受血浆葡萄糖浓度的影响，当血糖浓度升高时，B 细胞中胰岛素原含量增加，胰岛素合成加速。

胰岛素是与 C 肽以相等分子分泌进入血液的。临床上使用胰岛素治疗的患者，血清中存在胰岛素抗体，影响放射免疫方法测定血胰岛素水平，在这种情况下可通过测定血浆 C 肽水平，来了解内源性胰岛素分泌状态。

哪些因素影响胰岛素的分泌

（1）血糖浓度是影响胰岛素分泌的最重要因素。口服或静脉注射葡萄糖后，胰岛素释放呈两相反应。早期快速相，门静脉血浆中胰岛素在 2 分钟内即达到最高值，随即迅速下降；延迟缓慢相，10 分钟后血浆胰岛素水平又逐渐上升，一直延续 1 小时以上。早期快速相显示葡萄糖促使储存的胰岛素释放，延迟缓慢相显示胰岛素的合成和胰岛素原转变的胰岛素。

（2）进食含蛋白质较多的食物后，血液中氨基酸浓度升高，胰岛素分泌也增加。精氨酸、赖氨酸、亮氨酸和苯丙氨酸均有较强的刺激胰岛素分泌的作用。

（3）进餐后胃肠道激素增加，可促进胰岛素分泌如胃泌素、胰泌素、胃抑肽、肠血管活性肽等刺激胰岛素分泌。

（4）自由神经功能状态可影响胰岛素分泌。迷走神经兴奋时促进胰岛素分泌；交感神经兴奋时则抑制胰岛素分泌。

胰岛素有何作用

胰岛素主要作用在肝脏、肌肉及脂肪组织，控制着糖、蛋白质、脂肪三大营养物质的代谢和贮存。

（1）对糖代谢的影响。能加速葡萄糖的利用和抑制葡萄糖的生成，即使血糖的去路增加而来源减少，于是血糖降低。①加速葡萄糖的利用。胰岛素能提高细胞膜对葡萄糖的通透性，促进葡萄糖由细胞外转运到细胞内，为组织利用糖提供有利条件，又能促进葡萄糖激酶（肝内）和己糖激酶（肝外）的活性，促进葡萄糖转变为6–磷酸葡萄糖，从而加速葡萄糖的酵解和氧化；并在糖原合成酶作用下促进肝糖原和肌糖原的合成和贮存。②抑制葡萄糖的生成，能抑制肝糖原分解为葡萄糖，以及抑制甘油、乳酸和氨基酸转变为糖原，减少糖原的异生。

（2）对脂肪代谢的影响。促进脂肪的合成和贮存，抑制脂肪的分解。糖尿病时糖代谢障碍，脂肪大量动员，产生大量游离脂肪酸在肝脏氧化至乙酰辅酶 A，然后变为酮体，若酮体产生过多则出现酮血症。胰岛素能抑制脂肪分解，并促进糖的利用，从而抑制酮体产生，纠正酮血症。

（3）对蛋白质代谢的影响。促进蛋白质的合成，阻止蛋白质的分解。

（4）胰岛素可促进钾离子和镁离子穿过细胞膜进入细胞内；可促进脱氧核糖核酸（DNA）、核糖核酸（RNA）及三磷腺苷（ATP）的合成。

另外，葡萄糖在红细胞及脑细胞膜的进出，葡萄糖在肾小管的重吸收以及小肠黏膜上皮细胞对葡萄糖的吸收，都不受胰岛素的影响。

胰岛素作用的靶细胞主要有肝细胞、脂肪细胞、肌肉细胞、血细胞、肺脏和肾脏的细胞、睾丸细胞等。

体内对抗胰岛素的激素主要有哪些，它们对糖代谢有什么影响

体内对抗胰岛素的激素主要有胰升糖素、肾上腺素及去甲肾上腺素、肾上腺皮质激素、生长激素等。它们都能使血糖升高。

（1）胰升糖素。由胰岛 α 细胞分泌，在调节血糖浓度中对抗胰岛素。胰升糖素的主要作用是迅速使肝脏中的糖原分解，促进肝脏葡萄糖的产生与输出，进入血液循环，以提高血糖水平。胰升糖素

还能加强肝细胞摄入氨基酸，促进肝外组织中的脂解作用，增加甘油输入肝脏，提供了大量的糖异生原料而加强糖异生作用。胰升糖素与胰岛素共同协调血糖水平的动态平衡。

进食碳水化合物时，产生大量葡萄糖，从而刺激胰岛素的分泌，同时胰升糖素的分泌受到抑制，胰岛素／胰升糖素比值明显上升，此时肝脏从生成葡萄糖为主的组织转变为将葡萄糖转化为糖原而贮存糖原的器官。

饥饿时，血液中胰升糖素水平显著上升而胰岛素水平下降。糖异生及糖原分解加快，肝脏不断地将葡萄糖输送到血液中。同时由于胰岛素水平降低，肌肉和脂肪组织利用葡萄糖的能力降低，主要是利用脂肪酸，从而节省了葡萄糖以保证大脑等组织有足够的葡萄糖供应。

（2）肾上腺素及去甲肾上腺素。肾上腺素是肾上腺髓质分泌的，去甲肾上腺素是交感神经末梢的分泌物。当精神紧张或寒冷刺激使交感神经处在兴奋状态，肾上腺素及去甲肾上腺素分泌增多，使肝糖原分解输出增多，阻碍葡萄糖进入肌肉及脂肪组织细胞，使血糖升高。

（3）生长激素及生长激素抑制激素。①生长激素。由脑垂体前叶分泌，它能促进人的生长，且能调节体内的物质代谢。生长激素主要通过抑制肌肉及脂肪组织利用葡萄糖，同时促进肝脏中的糖异生作用及糖原分解，从而使血糖升高。生长激素可促进脂肪分解，使血浆游离脂肪酸升高。饥饿时胰岛素分泌减少，生长激素分泌增高，于是血中葡萄糖利用减少及脂肪利用增高，此时血浆中葡萄糖及游离脂肪酸含量上升。②生长激素抑制激素。由胰岛 D 细胞分泌。生长激素释放抑制激素，不仅抑制垂体生长激素的分泌，而且在生理情况下有抑制胰岛素及胰升糖素分泌的作用。但生长激素释放抑制激素本身对肝葡萄糖的产生或循环中葡萄糖的利用均无直接作用。

（4）肾上腺糖皮质激素。肾上腺糖皮质激素是由肾上腺皮质分泌（主要为皮质醇，即氢化可的松），能促进肝外组织蛋白质分解，使氨基酸进入肝脏，又能诱导糖异生有关的各种关键酶的合成，因此促进糖异生，使血糖升高。

正常人每天血糖有何变化

正常生理情况下，血糖的来源与去路保持动态平衡，故血糖浓度相对恒定。可维持组织细胞的糖代谢正常，这对保证组织器官特别是脑组织的正常生理活动具有重要意义。

正常人进餐后，约 1 小时血糖达 7.8 ~ 8.9mmol/L，最高不超过

10.0mmol/L。这是因饭后从肠道吸收的葡萄糖逐渐增多，而致高血糖，高血糖刺激胰岛 β 细胞分泌胰岛素增加，胰岛素通过抑制肝糖原的分解减少糖原的异生，促进葡萄糖转变为肝糖原和进入肌肉、脂肪等组织，从而阻断了血糖的来源，加速了血糖的利用，使饭后血糖不至过度升高。正常人饭后 2 小时，血糖及血浆胰岛素下降至饭前水平。由此可见正常人一日三餐，那么 24 小时内就有 6 小时血糖升高，其余 18 小时血糖都在空腹水平。

正常人空腹时并不出现低血糖，而使血糖维持在正常范围（正常人空腹血浆中血糖为 3.9 ~ 6.1mmol/L）。这是因为空腹时胰岛素分泌减少，胰升糖素分泌增加，促进肝糖原的分解及糖异生，使血糖增加；同时生长激素分泌增多，抑制人体内各组织细胞对血糖的利用，从而保证了人体最重要器官——脑得到充分的血糖供应。

为何正常人血糖能保持一定水平

正常人血糖能保持一定水平，主要依靠肝脏、激素及神经系统三者的调节。

（1）肝脏。正常生理状态下，血糖升高时，葡萄糖进入肝细胞，肝细胞将大量葡萄糖合成糖原，储存起来以备"饥荒"；一部分葡萄糖合成脂肪，使进入血循环的葡萄糖不致过量。饥饿时，血糖偏低，对于脑细胞和血细胞是很严重的问题。脑细胞和血细胞本身没有糖原储备，必须从血液中摄取葡萄糖来维持其功能，一旦血糖水平较低，脑细胞和血细胞就产生功能障碍。肝细胞可通过糖原分解及糖异生这两条途径，生成葡萄糖送入血液循环以提高血糖水平。

（2）激素。①胰岛素：体内唯一降低血糖的激素。它促进组织细胞摄取和利用葡萄糖，促进肝细胞和肌肉细胞将葡萄糖合成糖原，促进糖类转变为脂肪，抑制糖的异生。②胰升糖素：可促进肝糖原分解及减少葡萄糖的利用而使血糖升高。③肾上腺素：可促使肝糖原分解和肌糖原的酵解，从而升高血糖。④糖皮质激素：可促进肝脏中糖的异生，抑制肌肉及脂肪组织摄取葡萄糖，从而提高血糖水平。⑤生长激素：抑制肌肉和脂肪组织利用葡萄糖，促进肝脏中糖的异生使血糖升高。体内多种激素相辅相成，共同形成一个糖代谢调节系统，维持着血糖的动态平衡。

（3）神经系统。中枢神经系统通过交感神经系统或肾上腺髓质分泌肾上腺素及去甲肾上腺素，抑制胰岛素分泌，使血糖升高。中枢神经系统通过副交感神经，使胰岛素分泌增加。各种应激状态如急性心肌梗死、脑血管意外、外伤、手术、麻醉、严重感染、疼痛、休克及紧张焦虑等，均可使肾上腺皮质激素、胰高血糖素、肾上腺素及去甲肾上腺素分泌增多，暂时性的血糖升高。

正常人血糖在肝脏、激素及神经系统调节下，在一定范围内波动，空腹血糖 3.9～6.1mmol/L，餐后 2 小时血糖不超过 7.8mmol/L，这里所指血糖均为静脉血浆葡萄糖浓度。

什么是空腹（禁食性）低血糖症

（1）内分泌代谢性低血糖

内源性胰岛素分泌增多：①胰岛素瘤，腺瘤，微腺瘤、癌，异位胰岛素瘤；②胰岛 B 细胞增生；胰岛细胞弥漫性增生症；③多发性内分泌腺瘤 I 型伴胰岛素瘤；④胰管细胞新生胰岛。

相对性胰岛素增多：①胰岛 A 细胞分泌的胰高糖素减少；②糖尿病、肾病和（或）非糖尿病肾功能不全的晚期；③糖尿病分娩的新生儿；④活动过度和（或）食量骤减。

非胰岛 B 细胞肿瘤性低血糖症：①癌性低血糖症，诸如：肺癌、胃癌、乳癌、胰腺癌、肝细胞癌、胆管细胞癌、盲肠癌、结肠癌、肾上腺皮质癌；②瘤性低血糖症，诸如：间质细胞瘤、平滑肌肉瘤、神经纤维瘤、网状细胞肉瘤、梭形细胞纤维肉瘤、脂肪肉瘤、横纹肌肉瘤、间质瘤、嗜铬细胞瘤、神经母细胞瘤、高恶神经节旁瘤等。

抗胰岛素激素缺乏：常见脑垂体功能低下，垂体瘤术后、垂体瘤放疗后或垂体外伤后；单一 ACTH 或生长激素不足；甲状腺功能低下或黏液性水肿；原发性或继发性、急性或慢性肾上腺皮质功能低下；多腺体功能低下。

（2）糖类摄入不足

①进食量过低、吸收合成障碍。

②长期饥饿或过度控制饮食。

③小肠吸收不良、长期腹泻。

④热量丢失过多。如：妊娠早期、哺乳期，剧烈活动、长期发热，反复透析。

（3）肝脏疾病性低血糖症

①肝实质细胞广泛受损。

②肝酶系糖代谢障碍。

③肝糖原消耗过度。

什么是餐后（反应性）低血糖症

（1）1 型糖尿病早期。

（2）胃切除后胃排空，又称饱餐后低血糖症。

（3）胃肠功能异常综合征。

（4）儿童、婴幼儿特发性低血糖症（含先天性代谢紊乱）。

（5）特发性（即原因不明性）功能性低血糖症及自身免疫性低血糖。

什么是药物（诱导性）低血糖症

（1）降血糖药诱导性低血糖症

①胰岛素用量过大或相对过大或不稳定性糖尿病；②磺脲类降血糖药，尤其是格列苯脲较多见；③双胍类和 α – 糖苷酶抑制剂降血糖药较少见。

（2）非降血糖类药诱导性低血糖症

常见有柳酸盐类、抗组胺类、保泰松、乙酰氨基酚、四环素类、异烟肼、酚妥拉明、利舍平、甲巯咪唑、甲基多巴、单胺氧化酶抑制剂、酒精性低血糖症等，约50种药可诱发低血糖症。

低血糖症发生后机体如何代偿

低血糖以损害神经为主，脑与交感神经最严重。低血糖脑部病变与局部缺血性细胞病变相似，基本病变为神经元变性，坏死及胶质细胞浸润。脑代谢能源主要靠葡萄糖，神经细胞自身糖原储备有限，依靠血糖来供应。而神经系统各部分对低血糖敏感性不一致，以大脑皮层、海马、小脑、尾状核及苍白球最敏感。丘脑、下丘脑、脑干、脑神经核次之。最后为脊髓水平的前角细胞及周围神经。组织学改变为神经细胞核的染色质凝集与溶解，核膜不清，胞质肿胀，内含小空泡及颗粒。给小鼠注射人胰岛素 2 单位后，15 ~ 20 分钟小鼠嗜睡，30 ~ 75 分钟小鼠肌阵挛，有癫痫发作，40 ~ 120 分钟进入昏迷期。嗜睡期小鼠血糖由 6.72mmol/L 减少至 1.18mmol/L，昏迷期小鼠血糖水平仅为 1.01mmoL/L。

糖、脂肪与氨基酸是神经代谢中能量的来源，这些物质氧化后放出能量储存于 ATP 及磷酸肌酸中，待需要时释放。糖与氧减少时，ATP 及磷酸肌酸，神经节苷脂中的结合葡萄糖合成减少，由于 ATP 少，而核苷酸合成也减少，导致神经功能减退。低血糖时高能磷酸盐复合物的代谢及神经功能不仅与血糖水平有关，而且与氧分压的关系也很密切，低血糖时由于脑氧摄取降低，葡萄糖的摄取率也受抑制，单纯依赖糖不足以维持氧化代谢水平，必然影响脂肪酸及氨基酸的代谢，脑磷脂分子水平可下降 35%。脑组织在低血糖时，大脑皮层先受抑制，继而皮层下中枢受累，波及中脑，最后延脑受损而发生一系列临床异常表现。当血糖降低后，机体有自我调节机制，可刺激肾上腺素分泌，促进肝糖原分解，使血糖回升达正常水平。

低血糖症的病因分类

根据病因作如下分类。

（1）胰岛功能亢进性。胰岛 B 细胞增生、腺瘤及癌瘤，如胰岛母细胞瘤，功能性 B 细胞分泌缺陷，潜伏期糖尿病，家族性多发性内分泌腺瘤（包括胰岛素瘤、垂体瘤及甲状旁腺腺瘤等）。

刺激肾上腺交感神经兴奋引起的症状包括焦虑、震颤、心悸和饥饿等，这些症状常是低血糖的警示信号。导致血流动力学变化包括心动过速，脉压增大。心电图改变，如 ST 段下移，T 波低平及 Q–T 间期延长和节律失常，特别是异位性房性或室性心律不齐。严重时可引起心绞痛发作或心肌梗死和加重视网膜病变等各种并发症。严重迟钝的患者可表现为低体温，这种情况在酒精诱发的低血糖中特别明显，与其他许多体征一样，可发生末梢循环衰竭，以至休克、死亡。

（2）其他内分泌腺疾病性。如甲状腺功能低下，肾上腺皮质功能低下，腺垂体功能低下（包括生长激素缺乏、促肾上腺皮质激素缺乏、促甲状腺激素缺乏），胰岛 α 细胞损伤致胰高糖素缺乏等。

（3）肝病性。如重症肝炎，肝硬化，肝癌，肝坏死及瑞氏综合征（脂肪肝、脑病、低血糖综合征）等。

（4）遗传性肝酶缺陷性。如糖原累积病，半乳糖血症及果糖不耐受等。

（5）消化疾病性。如胃肠手术后，消化性溃疡病，急性胃肠炎，慢性胃肠炎，十二指肠炎，消化系统肿瘤，慢性腹泻与吸收不良和消耗过多等。

（6）药源性。如胰岛素、磺脲类药物中的格列苯脲、双胍类降糖药中的苯乙双胍等过量，其他如乙醇、水杨酸钠、酚妥拉明、异烟肼、保泰松、抗组织胺制剂、单胺氧化酶抑制剂、普萘洛尔（每天 40mg 以上）、阿司匹林合用 D860 等均可发生低血糖。

（7）严重营养不良性。如小肠吸收不良综合征，克罗恩病，慢性肠炎，饥饿性营养不良及禁食等均可引起低血糖。

（8）中枢神经系统疾病性。如产伤，发育障碍与迟缓，脑核性黄疸，交通性脑积水，下丘脑与脑干病变，脑发育不全等均可致低血糖。

（9）一过性新生儿性。如早产儿，母亲有糖尿病的婴儿有一过性胰岛功能亢进症，红细胞增生病婴儿的一过性胰岛功能亢进症，Rh 因子免疫因素使得大量红细胞溶血，出生后 2～3 天可发生低血糖。胎儿在母体高血糖作用下，B 细胞增生，胰岛素分泌增多，出生后未能及时纠正可发生一过性低血糖症。

多种变化的低血糖临床表现可能使诊断复杂化。低血糖症发作时，这些症状可反复出现，甚至可持续几分钟至几小时。这种相对短暂的持续时间因内源性血糖对抗调节机制和摄入糖类使血糖浓度恢复至正常状态。没有这些调节，血糖浓度会持续降低甚至可引起意识丧失、癫痫或昏迷的严重程度。如果患者主诉有长期疲劳、倦怠或几个小时或几天不能集中注意力，这些原因不单是由于低血糖症所致。

当摄入碳水化合物后症状缓解，不单单由于隐匿低血糖症所致，葡萄糖的摄入相应的症状缓解并非低血糖的特异性表现。许多焦虑相关症状，可通过进食缓解时，必须证实有无低血糖。

（10）胰外肿瘤性。一般认为可能是异位胰岛素所致或是由于胰岛素样活性物质包括一些类似胰岛素样活性因素所致。多见于胸腹腔肿瘤，如纤维肉瘤、间皮瘤、腹腔黏液瘤、胆管癌、肾上腺皮质癌、肾胚脂瘤、淋巴瘤、胃肠癌、肺癌与肝癌及卵巢癌等肿瘤，一般均较大，重量可达 500～1000g 以上，可分泌胰岛素样生长因子等。

（11）肾性糖尿。尿糖丢失过多时，血糖水平下降，发病率为糖尿病的 1%，为家族遗传性疾病，因肾糖阈低所致。

（12）传染病性。Phillips 报告（1989 年）恶性疟疾可伴发低血糖。

（13）细菌性脓毒败血症性。脓毒症、败血症、肺炎及蜂窝组织炎等均可伴发低血糖症。

（14）其他。如酮症性低血糖，亮氨酸敏感性低血糖，家族性低血糖，中毒因素（蘑菇中毒、荔汁果中毒等），长期发热，泌乳与妊娠，慢性疾病及原因不明因素等均可导致低血糖症发生。

什么是胰岛素瘤

胰岛素瘤是器质性低血糖症中最常见的症状表现之一，其中胰岛 β 细胞腺瘤约占84%（90%为单腺瘤，10%为多腺瘤），其次为腺癌，少见弥漫性胰岛 β 细胞增生。肿瘤多位于胰腺内，胰头、胰体、胰尾，分布概率基本相等；异位者极少见。胰岛素瘤可为家族性，可与甲状旁腺瘤和垂体瘤并存（多发性内分泌腺瘤病 I 型）。个别胰岛素瘤还同时分泌胃泌素、胰高糖素、腺皮质激素、生长抑素等。CT、磁共振成像选择性胰血管造影和超声内镜有助于肿瘤的定位，最好通过术中超声和用手探摸来定位。

手术切除肿瘤是本病的根治手段。不能手术或手术未成功者可考虑用二氮嗪 300 ~ 400mg/d，分次服。无法手术切除的胰岛 B 细胞癌或癌术后的辅助治疗，可应用链脲佐菌素或其类似药吡葡亚硝脲。

什么是胰岛素自身免疫综合征

患者血中有胰岛素自身抗体和反常性低血糖症，且从未用过胰岛素，多见于日本和朝鲜人，与 HLA Ⅱ 类等位基因 DRB1*0406、DRB1*0301 和 DRB1*0302 有关。低血糖发生在餐后 3 ~ 4 小时，其发生与胰岛素抗体免疫复合体解离、释放游离胰岛素过多有关。可见于应用含巯基药物如治疗毒性弥漫性甲状腺肿的甲巯咪唑以及卡托普利、青霉胺等。本症还可合并其他自身免疫病，如类风湿关节炎、系统性红斑狼疮、多发性肌炎等。应用糖皮质激素有效。

什么是反应性低血糖症

为餐后早期（2 ~ 3 小时）和后期（3 ~ 5 小时）的低血糖症（非空腹低血糖症），也称为食饵性低血糖症。包括：①胃切除后食饵性低血糖症：因迷走神经功能亢进，促使胃肠激素刺激胰岛 β 细胞分泌过多的胰岛素，从而导致急性低血糖症。防治该类低血糖常采取减少富含糖类的食物、增加富含脂肪和蛋白质的食物，甚至服用抗胆碱药。②功能性食饵性低血糖症：患者并无手术史，常有疲乏、焦虑、紧张、易激动、软弱、易饥饿、颤抖，与多动强迫行为有关。

③胰岛增生伴低血糖症：患者并无胰岛素使用史，也无 Kir6.2 和 SUR1 突变，无遗传家族史，胰部分切除可能有效。④进餐后期低血糖症：多见于肥胖合并糖尿病者，因胰岛 β 细胞早期胰岛素释放降低，而到后期则有过多胰岛素分泌，从而引起晚发性低血糖症。改变生活方式，减轻体重，应用药物（α 葡萄糖苷酶抑制剂、餐时血糖调节剂）可缓解低血糖的发生。

什么是药源性低血糖症

随着糖尿病患者的增加，胰岛素制剂和磺脲类及非磺脲类促胰岛素分泌剂的应用也在增多，严格控制高血糖不可避免地出现低血糖。上述药物引起低血糖主要见于药物应用剂量过大、用法不当、摄食不足和不适当的运动。合并自主神经病变的糖尿病患者，可发生未察觉的低血糖症。因此上述降糖药物宜从小剂量开始，密切监测血糖变化，防止因低血糖症而诱发的脑血管意外和（或）心肌梗死。糖尿病患者应用胰岛素和促胰岛素分泌剂治疗时，应注意合并其他用药时的相互作用，许多药物如喷他脒、水杨酸类、对乙酰氨基酚、磺胺甲噁唑、三环类抗抑郁药、血管紧张素转化酶抑制剂等可增强降糖作用，有诱发低血糖的危险。

老年糖尿病患者为何易发生低血糖反应

（1）胰岛素注射过量。在病情较重、血糖过高，或在某些应激状态下，胰岛素的需要量相对较大，随着病情的稳定好转，应激状态的解除，胰岛素的需要量较前减少，若仍按原来剂量使用，就可导致低血糖；注射胰岛素应该用1ml的注射器，若用5ml的普通注射器，则难以抽取精确剂量的胰岛素，往往超过用量；此外，有的操作者没有正确计算抽取胰岛素注射液的毫升数，如每0.1ml含有4单位胰岛素，若皮下注射12单位胰岛素，就应抽取0.3ml胰岛素注射液。

（2）口服降糖药物过量。老年人容易遗忘，有重复服药的情况；所服降糖药物不合适，如选用格列本脲，易引起低血糖反应，这些因素均可引起低血糖反应。

（3）降糖药物的蓄积作用。这是老年糖尿病患者出现低血糖较常见的原因。随着病情的发展，糖尿病患者常出现肾功能减退，所服降糖药不能正常由肾脏排泄掉，久而久之，降糖药在体内蓄积量越来越多，从而引起持续而严重的低血糖。在这种情况下，应注意随时调整降糖药剂量，或改用非经肾脏排泄的药物，如格列喹酮降血糖作用可靠，约95%代谢产物经胆道及肠道排泄，适用于糖尿病合并肾功能不全者。

（4）药物降糖作用增强。磺脲类与下列药物同时使用时，降血糖作用增强：阿司匹林、氨基比林、保泰松、复方新诺明、双氢克尿噻、氯贝丁酯、胍乙啶、利舍平、可乐定等。降糖药与上述药物同时应用时，可发生低血糖，应注意减量。

（5）老年糖尿病患者进食量易受某些因素影响，如食物种类、情绪、胃肠道疾患等。若出现进食量减少时，应注意监测血糖水平并及时调整降糖药剂量，否则很容易导致低血糖的出现。

糖尿病初期为何有低血糖反应

有些 2 型糖尿病患者在诊断之前或糖尿病初期有反应性低血糖表现，如疲乏无力，出汗，颤抖，饥饿难忍，多发生在早餐后或午餐后。少数患者出现严重低血糖。这主要是由于这些患者的胰岛 B 细胞虽有缺陷，但尚有一定分泌能力，在进餐之后胰岛素分泌的早期快速相基本上不出现，胰岛素分泌推迟，分泌高峰后移，分泌总量仍接近正常，因而出现反应性低血糖。糖尿病继续发展，胰岛 B 细胞缺陷加重，胰岛素分泌量逐渐减少，同时存在胰岛素抵抗，则不再出现反应性低血糖。

糖尿病低血糖的常见原因和诱因

糖尿病是一种以高血糖为特征的综合征,但在其长期的治疗过程中,尤其是在运用胰岛素和胰岛素促泌剂类药物治疗过程中,低血糖是其比较常见的不良反应,亦是糖尿病患者常见的急症之一。

(1)胰岛素。在胰岛素治疗的糖尿病患者中,与胰岛素应用有关的低血糖主要见于:①胰岛素剂量过大。常见于糖尿病治疗的初期和糖尿病的强化治疗期间,偶可见患者或医务人员的计算错误,如 100u/ml 人胰岛素误为 40u/ml 的动物或人胰岛素而致胰岛素剂量的抽取过量;一些患者因视力障碍偶也可导致剂量抽取错误。②运动。在非糖尿病个体,运动可明显增加肌肉组织葡萄糖的摄取(可较基础值升高 20 ~ 30 倍),但其葡萄糖利用的增加可通过肝脏和肾脏等葡萄糖的产生增加来代偿,同时伴有 B 细胞胰岛素分泌的抑制(多继发于运动所致的儿茶酚胺分泌增加),故一般不至于发生低血糖,但这种情况在胰岛素治疗的糖尿病患者不存在,如运动量过大未及时调整胰岛素常可因此导致运动后低血糖,尤其当胰岛素注射在与运动有关的肌肉附近部位时,还可明显促进胰岛素吸收,因此,准备运动前胰岛素的注射部位以腹部为好。③不适当的食物摄取。注射胰岛素后患者未按时进食或进食减少是胰岛素治疗的糖尿病患者发生低血糖的最常见的原因之一，这可发生在患者外出就餐或在外旅行时，此时患者可随身携带一些干粮以防止低血糖的出现；生病时食欲不佳应适当减少胰岛素剂量，如不能进食应静脉给予补液、葡萄糖和胰岛素。④其他。a 注射部位局部环境变化：注射胰岛素后进行热水浴可促进胰岛素吸收，注射胰岛素过深进入肌肉组织，胰岛素吸收加速。b 合并肾功能不全：肾功能恶化时，胰岛素的灭活和清除减少，肾糖原异生减低，可能同时伴食物摄取的减少，应及时减少胰岛素剂量。c 糖尿病胃瘫痪：由于糖尿病自主神经病变，胃排空延迟，常使胰岛素治疗的患者反复发生餐后低血糖。d 应激：机体各种应激状态下如感染、手术、创伤等或精神应激常导致胰岛素的需要量增加以控制高血糖，一旦应激状态缓解或消除，胰岛素剂量应及时恢复至应激前的剂量，否则易致低血糖。e 并发低皮质醇血症：1 型糖尿病患者偶可合并原发性肾上腺皮质功能不全或并发腺垂体功能减退而导致血皮质醇水平降低，患者对胰岛素的敏感性增加且易发生低血糖，胰岛素的需要量应减少。

（2）口服降血糖药物。所有促进胰岛素分泌的口服降血糖药物(包括磺酰脲类和非磺酰脲类胰岛素促分泌剂）均可导致低血糖，其中以格列本脲和氯磺丙脲（半衰期最长可达 35 年，国内已停用）导致低血糖的危险性最大和最严重，持续时间亦最长，应用时尤其要注意，应从小剂量开始，特别是在老年患者中。相对而言，D860、美吡哒、格列喹酮、格列苯脲（如亚莫利）和一些非磺酰脲类胰岛素促分泌剂如瑞格列奈和纳格列奈等低血糖的发病率较低且较轻。临床单独应用双胍类、α-葡萄糖苷酶抑制剂、噻唑烷二酮衍生物（胰岛素增敏剂）和纯中药制剂，一般不至于导致临床意义上的低血糖，但如与胰岛素或磺酰脲类药物联合应用，则可能增加低血糖发生的机会。某些中成药（如消渴丸）可能混合应用磺酰脲类药物，应用时亦应注意避免低血糖的发生。

（3）联合应用某些药物。许多其他药物与胰岛素或磺酰脲类药物治疗的糖尿病患者联合应用可能增强胰岛素或磺酰脲类药物的降血糖作用而诱发低血糖。

常见的药物包括：

乙醇：可抑制肝脏的糖原异生作用，空腹时血糖的维持主要依赖肝糖原异生的作用；另外，饮酒可掩盖低血糖的警觉症状，因此，糖尿病患者尽可能避免饮酒，尤其应避免在空腹情况下饮酒。

水杨酸盐：水杨酸类药物具有一定的降血糖作用，曾一度被用作降血糖的药物，但因其获得降血糖作用时的剂量大（如阿司匹林 $4 \sim 6g/d$）及与大剂量相关的不良反应而被停止用作降血糖药物。该类药物的降血糖机制不十分明确，可能与其大剂量刺激胰岛素分泌和抑制肾脏排泄有关；另外，它们可置换与蛋白结合的磺酰脲类药物，使磺酰脲类药物治疗的糖尿病患者发生低血糖的机会增加。

糖尿病患者需同时应用水杨酸类药物如阿司匹林等进行解热止痛，应从小剂量开始，并注意监测血糖。

β 受体阻滞剂：应用 β 受体阻滞剂，尤其是非选择性 β 受体阻滞剂治疗的糖尿病患者，低血糖发作的机会可能增加，某些患者可导致严重低血糖。β 受体阻滞剂导致低血糖的机制在于其抑制交感神经的刺激或肾上腺素的输出，从而抑制肝糖的输出所致。由于 β 受体阻滞剂阻断了低血糖时肾上腺素的反调节作用，常使低血糖的恢复延迟。另一个比较重要的问题是由于 β 受体阻滞剂抑制了低血糖时肾上腺素能介导的心动过速和心悸等重要的体征和症状，从而降低了患者对低血糖的警觉，因此，对应用 β 受体阻滞剂治疗的糖尿病患者应给予适当的注意。来自 UKPDS 和 JNC-Ⅵ的报告认为，虽然 β 受体阻滞剂有一些诸如降低外周血管血流、延长低血糖恢复时间和掩盖低血糖症状等不良反应，但糖尿病患者应用 β 受体阻滞剂可获得与非糖尿病患者相似或更大的降低心血管效果。

其他：有些药物如血管紧张素转换酶抑制剂、单胺氧化酶抑制剂、苯妥英钠、三环类抗忧郁药物、磺胺类药物和四环素等与降血糖药物联合应用也可能导致糖尿病患者发生低血糖的机会增加。

（4）故意过量应用胰岛素或磺酰脲类药物。少见的情况是一些糖尿病患者（尤其是某些存在一些精神障碍的患者或为了引起周围人对其的关注或其他某种原因）可能过量应用胰岛素或磺酰脲类药物而导致人为的低血糖。如果是外源性胰岛素所致，患者常表现为高胰岛素血症，而血浆 C 肽的免疫活性受到显著的抑制。

（5）2 型糖尿病。2 型糖尿病患者早期因 B 细胞对葡萄糖刺激的感知缺陷，早期胰岛素释放障碍，导致餐后早期高血糖，胰岛素释放的高峰时间延迟且胰岛素的释放反应加剧，而常在餐后 3 ~ 5 小时出现反应性低血糖，又称迟发性餐后低血糖。

糖尿病患者引起低血糖的因素

（1）胰岛素用量过多或病情好转后未及时减少胰岛素用量。

（2）由于开会、外出参观、收工较晚等原因使进食或加餐较平常时间推迟。

（3）活动量明显增加未相应加餐或减少胰岛素用量。

（4）进食量减少，没及时相应减少胰岛素。

（5）注射混合胰岛素的比例不当（鱼精蛋白锌胰岛素比普通胰岛素多 1 ~ 2 倍）且用量较大，常常白天尿糖多而夜间低血糖。

（6）在胰岛素作用最强时刻之前没有按时进食或加餐。

（7）情绪从一直比较紧张转为轻松愉快时。

（8）出现酮症后，胰岛素量增加，而进食量减少。

（9）鱼精蛋白锌胰岛素用量过多。

（10）加剧低血糖的药物。

孕妇低血糖有哪些危害

　　孕妇的身体不同于其他人的身体，由于怀孕体内的激素会发生变化，身体的抵抗力也会下降，容易被疾病所困扰，而她们又不能随便用药，低血糖就是孕妇中间常见的疾病，下面来给大家说说孕妇低血糖有哪些危害。

　　孕妇低血糖的症状表现在于头晕、头痛、心慌、手抖、过度饥饿感、出汗、面色苍白、打冷战、行为改变或异常（如烦躁、哭喊、易怒、富有攻击性）、口唇麻木、针刺感、全身乏力、视物模糊；严重者可能出现神志不清、全身抽搐、昏睡甚至昏迷，危及生命。这些孕妇低血糖症状均表明血糖水平可能过低。如果低血糖反应重者，还需要在纠正低血糖后再增加口服碳水化合物的量。

　　孕妇有低血糖症状一定要到医院进行检查，以免出现危险。

当孕妇血糖水平低于 2.8mmol/L（50mg/dl）或血糖下降太快，就可能出现孕妇低血糖症状。产生低血糖的情况常见于用胰岛素治疗的患者或因妊娠剧吐进食不足的孕妇。有些患者血糖并没有低于 2.8mmol/L（50mg/dl），但是有一些低血糖的症状，称为低血糖反应。

糖尿病低血糖的危害确实很大，低血糖的症状比较明显，最有可能导致昏迷、死胎等严重的后果，所以说出现了孕妇低血糖情况时，一定要积极的就医，避免孕妇出现晕厥的情况。引起低血糖反应的常见原因有胰岛素使用过量或注射时间错误、饮食量不足或未按时进餐、运动量增加而未及时调整饮食或胰岛素用量、空腹过多饮酒等。严重的低血糖昏迷若不给予及时抢救，延误 6 小时以上就会造成患者大脑严重损伤，甚至死亡。

孕妇的身体出现问题的话，影响到的不仅仅是自身的健康，而且还会影响到肚子里宝宝的健康，所以，就算是为了宝宝，准妈妈们也要尽量避免低血糖的发生，注意合理安排饮食，增加营养。

🕙 什么是老年人低血糖症

老年低血糖症指各种原因引起的血浆葡萄糖浓度过低，使交感神经和肾上腺髓质兴奋及大脑功能障碍的一组症候群。一般认为血糖低于 2.8mmol/L 时出现症状。老年人易发生低血糖性脑功能障碍。低血糖分为空腹低血糖和餐后低血糖（即反应性低血糖），前者多为病理性，后者多为功能性。

什么是小儿低血糖症

低血糖是指不同原因引起的血糖浓度低于正常。出生后 1 ~ 2 小时血糖降至最低点，然后逐渐上升，72 小时血浆葡萄糖正常应 >2.8mmol/L。新生儿血糖 <2.2mmol/L 为低血糖，较大婴儿和儿童空腹血糖 <2.8mmol/L 即为低血糖。出生婴儿血糖 <2.24mmol/L 时，就应该开始积极治疗。低血糖可致脑部不可逆性损害，而影响脑功能。

低血糖比高血糖更难缠

糖尿病可以说是个难缠的"主"，这个"糖魔"可是不好对付的，你强他就弱，你弱他就强。在降伏"糖魔"的路上，每位患者都会和高血糖、低血糖这"两兄弟"碰面交手。

人们往往认为糖尿病是以血糖升高为主的疾病，血糖低一点总比高一点好。其实低血糖比高血糖更可怕。高血糖的危害性以年计算，低血糖的危害性以分钟计算。

高血糖和低血糖这"哥俩"性格迥异。高血糖是个"慢性子"，能够打持久战，一点一点地伤害你，暂时不影响生命。高血糖对人体的危害一般要经过几年，甚至十几年的时间，所以它的危害性是以年来计算的。而低血糖是个"急性子"，如果不及时"修理"它，则可能在很短的时间内"摧残"你，脑组织损伤要是超过6小时就根本不能恢复，时间再长一些，就会导致死亡。即便在深度昏迷时抢救过来，最后也会变成植物人。所以低血糖的危害性要以分钟来计算。

如果血浆葡萄糖浓度低于2.8mmol/L，即可确诊为低血糖。低血糖有七十二变的本事，表现多样，总结一下可称其为"三部曲"。

首先是"序曲"（较轻的表现），出现心慌、出汗、手抖、头晕、饥饿感、烦躁、全身无力等。如不处理，血糖继续下降，就步入"进行曲"（较重的表现），可出现各种精神改变的表现，如多话、答非所问、异常兴奋、幻觉、又唱又跳、神志不清、发呆等，此时常被误认为精神病而贻误治疗。如果这时还不理睬，血糖再继续下降，那低血糖就要下"黑手"了，下一步就到了"终结曲"（很重的表现），就会完全失去知觉、抽搐、发生昏迷，最后变成植物人，甚至死亡。

什么因素决定人体血糖的高低呢？由胰岛素和胰高血糖素控制。我们一日三餐要定时吃饭，而机体时时刻刻需要能量。饭后消化吸收大量葡萄糖进入血液，导致血糖浓度迅速升至过高，这是身体内环境所不允许的。必须及时将大量葡萄糖迅速转化储存，之后当血糖降低时再由肝脏缓慢分解释放补充到血液循环中，从而保证血糖水平的稳定，这一任务主要由肝脏完成。

让你认清低血糖的六个特点

对于高血糖的危害，糖尿病患者知之较多，也非常重视，而对于低血糖的严重性往往重视不够。

（1）低血糖危害更大

事实上，低血糖的危害甚至更凶险。低血糖可引起交感神经兴奋，出现饥饿感、头昏眼花、心慌手颤、面色苍白、出冷汗、虚弱无力等症状；葡萄糖是脑组织活动的主要能源，严重低血糖会引起大脑功能障碍，导致意识恍惚、言行怪异、昏昏欲睡、抽搐惊厥甚至昏迷死亡。不仅如此，发生于老年人的低血糖还容易诱发心律失常、心绞痛、心肌梗死以及脑血管意外等并发症，尤应小心。急性低血糖还可引起脑水肿，长期慢性低血糖可导致智力下降，加速脑痴呆。

（2）饥饿感≠低血糖

很多糖尿病患者认为，只要出现饥饿症状，就说明发生了低血糖。其实，有饥饿感并不一定发生了低血糖，也可能是高血糖。不少糖尿病患者都有这样的体会：血糖越是控制不好，饥饿感越是明显，一旦病情稳定了，饥饿感也就消失了。因此，当出现饥饿感时，一定要及时监测血糖，判定一下自己的血糖是高还是低，避免盲目施治。还有一种情况是"低血糖反应"，并不是真正的低血糖。这种情况多发生于糖尿病治疗过程中，由于患者血糖在短时间内下降过快或下降幅度过大引起的，令患者出现心慌、出汗、手抖、饥饿等低血糖症状。

（3）低血糖未必有症状

事实上，当血糖低于正常时，有些患者有症状，有些患者则没有症状。没有症状的多见于老年糖尿病患者以及长期频繁发生低血糖者，临床称之为"无症状性低血糖"。导致这一现象的原因可能与机体神经系统受损、交感神经对低血糖的感知能力降低有关。存在这一问题的患者，一定要加强血糖监测。

（4）症状变化多

临床观察发现，不同年龄段的糖尿病患者在发生低血糖时的临床表现并不完全一样。例如，婴幼儿及低龄儿童低血糖可表现为哺乳困难、哭闹易惊、易激惹、面色苍白、出冷汗、注意力涣散、噩梦连连、遗尿等，发生在夜间可表现为尿床，症状缺乏特异性，必须细心观察方能发现。成年人发生低血糖往往症状比较典型，主要表现为交感神经兴奋症状，如饥饿感、心慌、手抖、出虚汗、四肢无力等。而发生于老年人的低血糖往往以神经缺糖症状作为突出表现，如嗜睡、意识障碍、偏瘫、癫痫样抽搐、昏迷等，很容易被误诊为"急性脑卒中"。另外。"无症状性低血糖"在老年糖尿病患者当中也比较多见。

（5）纠正低血糖，干粮非首选

没有正点进餐、活动量过大或注射胰岛素后进餐不及时出现低血糖症状时，一些患者常选择吃馒头等粮食来缓解。但奇怪的是，有时连吃两个馒头都不能缓解心慌、出汗和饥饿等症状。这是因为没吃对！正确的做法是，进食糖块、果汁、蜂蜜、甜点等。这些食物都是单糖，吃进去后可很快被肠道吸收入血，故能迅速纠正低血糖症状。而馒头等淀粉类食品属于多糖，需要在体内经过逐级代谢分解变成单糖再被人体吸收，故纠正低血糖的速度相对较慢。

（6）有些低血糖与糖尿病无关

虽然低血糖大多发生在糖尿病患者的治疗过程当中，但却非糖尿病患者所特有，其他疾病如胰岛细胞瘤、某些胰外肿瘤、慢性重症肝病、慢性肾上腺功能低下、自主神经功能紊乱等也可导致低血糖。

鉴别糖尿病性和非糖尿病性低血糖十分重要,因为两者的病因不同,处理方法也不完全一样。

"无症状低血糖"是怎么回事

病情描述(发病时间、主要症状、就诊医院等):患者 65 岁,除夕因腹泻未进食,下午出现讲话口齿不清情况,晚餐后送医院,血糖 2.2mmol/L,住院二周,做了全面检查,没什么大问题,出院后未吃降糖药,现在经常出现早上空腹血糖高(8 mmol/L 左右)餐后二、三小时低(5.4 mmol/L),请问,这种情况正常吗? 想知道这种情况是否属糖尿病好转;是否正常?需不需要治疗?

应该说这种情况不正常,首先正常人有自动调节血糖的功能,当血糖下降到一定的数值时,升高血糖的机制会被触发,升高血糖的激素会分泌出来,使血糖上升。糖尿病患者患病时间长后,由于自主神经功能病变,这种升高血糖的机制会被破坏,患者会出现"无症状低血糖"情况。

有"无症状低血糖"情况的糖尿病患者由于空腹血糖高还是需要治疗的,但不能使用磺脲类等促胰岛素分泌药物,只能用二甲双胍控制空腹血糖为主。

什么是酒精性低血糖症

人在饮酒过多时，由于酒精抑制脂肪、蛋白质转变为葡萄糖，医学上称为酒精性低血糖症。空腹大量饮酒后，由于酒精在肝内氧化，使 NAD^+ 过多地还原为 $NADH$，造成乳酸转变为丙酮酸的反应受到抑制，糖异生作用减弱。当有限的肝糖原被动用以后，即可发生低血糖。由于大量饮酒后而引起的低血糖症，多见于营养不良的慢性酒癖者或初次狂饮的青少年或小儿，口服磺脲类或需胰岛素治疗的糖尿病患者亦易并发。可能由于酒精抑制了糖异生过程而造成。多数患者经葡萄糖盐水补液等抢救后康复，但也有呈不可逆性低血糖症而死亡者。防治措施为严禁酗酒。

发病机理

酒精性低血糖对脑部的损害特别大，因为葡萄糖是大脑主要的能量来源，长时间低血糖会导致大脑永久性损害。大脑面临低血糖时，会通过神经系统刺激肾上腺释放肾上腺素，再刺激肝脏释放糖来矫正过低的血糖水平。如果血糖水平仍过低，脑组织就会因缺乏能量供应而受到损伤。血糖水平越低、低血糖维持的时间越长，对脑组织的损害就越大。严重的低血糖和低血糖昏迷如不及时进行抢救治疗，昏迷超过 6 小时可造成不能恢复的脑组织损坏，甚至死亡。

由于肝糖原分解减弱，胰高血糖素治疗无效。发病时血浆胰岛素降低。

病症体征

酒精性低血糖的特征是意识障碍、木僵、昏迷，发生在血酒精含量明显升高的患者，主要是由于低血糖造成的。肝酒精氧化作用引起胞质中 NADH/NAD$^+$ 比值升高，抑制葡萄糖异生过程中血浆底物利用（乳酸丙氨酸），从而使肝糖输出减少，血糖降低，后者可兴奋血浆 FFA 和血酮水平升高，常伴有血浆乳酸和血酮水平升高及代谢性酸中毒。该综合征发生在长期饥饿后饮酒的患者，使肝糖输出依赖糖异生，酒精性低血糖需立即治疗。即使血液酒精含量低于合法安全驾车规定界线 22nmol/L，也可诱发低血糖。快速静脉推注50% 葡萄糖 50ml，然后 5% 葡萄糖生理盐水静脉滴注（常加维生素B$_1$）后，意识会很快清醒，继而代谢性酸中毒得以纠正。

女孩身段太苗条当心低血糖找上门

成为风姿绰约的骨感美人是许多女性朋友追求的目标，节食减肥成了她们的日常"功课"。腰肢的确越来越纤细了，可低血压、低血糖也找上门来了。

医生说，消瘦、体质弱的女士容易合并出现低血压、低血糖，要注意常吃主食、增加营养,再坚持跑跑步、练练瑜伽等,就不用吃药了。

从事脑力劳动的职业女性、女学生,消耗大,是低血糖高发群体,而为了减肥盲目节食,也是一大诱因。低血糖在午餐前最容易发生,上班族到了午餐前感觉疲惫、头晕、冒虚汗。

低血压轻者没有任何症状,重者会出现头晕、头痛、食欲不振、疲劳、面色苍白、消化不良、晕车晕船、四肢发冷、心悸等。低血糖则表现为出虚汗、头晕、心跳加快、眼冒金花、饥饿、无力、烦躁易怒等。有低血压、低血糖的女性,长期不加改善,可能会引起其他的健康问题,比如白细胞低、免疫力低下等。

第 2 章

发病信号

疾病总会露马脚，练就慧眼早明了

手抖勿忽视，可能是低血糖在作怪

李女士最近刚刚升职，工作十分繁忙，与此同时，她晚上回家还要照顾只有两岁的孩子，几乎从早到晚都不消停。最近几天，李女士常常感到全身乏力，某天快下班时，她握着文件夹的手不由自主地抖起来，同时出现心慌、出冷汗，同事送她到医院就诊，结果被诊断为神经源性低血糖。

高血糖、糖尿病的危害，如今多数人并不陌生。但事实上，除了积极预防高血糖，低血糖对人体的危害同样不容小觑。当血糖低于 2.8mmol/L 时，会出现心悸、乏力、出虚汗和手抖等不适，如果不及时纠正，情况可进一步恶化，甚至引起低血糖昏迷及中枢神经系统受损。除了常见的饥饿性低血糖、糖尿病性低血糖及内分泌性低血糖之外，情绪波动、压力太大等因素，也可能引起交感神经系统兴奋性异常增高，引起肾上腺素、去甲肾上腺素大量分泌，加速肝糖原、肌糖原的合成，使得血糖在短时间内迅速下降，引起低血糖反应的发生。

值得警惕的是，反复发生的低血糖，也可能是糖代谢紊乱的表现之一，甚至已经出现高胰岛素血症等 2 型糖尿病的早期症状。对有糖尿病家族史、肥胖等高危人群来说，发展为糖尿病的可能性就更高了。

饭前低血糖竟是糖尿病

每到饭点前，就开始出现心慌、手抖、出虚汗、身上没劲儿、感觉很饿吗？如果你恰巧有体型偏胖、缺少运动、生活作息不规律等典型特征，那么专家会告诉你，你可能得了糖尿病！

餐前低血糖被称为"餐前饥饿现象"，这是糖尿病前期的一个很重要的症状，多见于体型偏胖的人。这种情况的发生是由于糖尿病早期多种机制使得胰岛素生理作用减弱，为了维持血糖正常，需要代偿分泌大量胰岛素，久而久之就会损伤分泌胰岛素的胰岛 β 细胞，逐渐出现分泌胰岛素的速度减慢，分泌高峰延迟，使本该在进食后10分钟到半小时出现的高峰，后移到餐后2~3小时，因此导致餐后没有足够的胰岛素控制血糖上升，而在下一餐前却因胰岛素过多造成低血糖。

不同的人，其低血糖症状并非完全一样，这与患者的年龄、机体对低血糖的反应、低血糖的程度、发生速度及持续时间都有关系。有些人对低血糖反应比较敏感，血糖一低马上就会出现饥饿、出汗、心悸等感觉，而有些糖尿病患者则由于长期慢性低血糖，反应较差，甚至可能一点儿反应也没有。年龄不同，症状也不同，中青年人的症状比较典型，主要表现为饥饿、心慌、手抖、出虚汗、四肢无力等，但老年人往往症状不典型，多以嗜睡、意识障碍、偏瘫、抽搐等精神症状为主。

临床中一些年轻女性得了糖尿病很是焦躁，情绪比较紧张，或者是近期有精神创伤，出现这种症状的可能性也越大。对这类人而言，可以适当在上午十点或者是下午四点安排加餐，吃少量食物和水果即可，以缓解食物反应症。但最好别选草莓，因为草莓在体内分泌的一种酶，可能会干扰血糖。

糖尿病是需要终身治疗的慢性疾病，放任不治疗会严重影响人体健康，因此，建议有过类似症状的患者，最好尽快就诊，通过口服葡萄糖耐量和胰岛素释放试验检查，得到明确诊断。

🧑‍⚕️ 低血糖症的症状与体征

（1）交感神经系统兴奋表现。低血糖发生后刺激肾上腺素分泌增多，可发生低血糖症候群，此为低血糖的代偿性反应，患者有面色苍白、心悸、肢冷、冷汗、手颤、腿软、周身乏力、头昏、眼花、饥饿感、恐慌与焦虑等，进食后缓解。

（2）意识障碍症状。大脑皮层受抑制，意识蒙眬，定向力、识别力减退，嗜睡、多汗、震颤、记忆力受损、头痛、淡漠、抑郁、梦样状态，严重时痴呆，有些人可有奇异行为等，这些神经精神症状常被误认为精神错乱症。

（3）癫痫症状。低血糖发展至中脑受累时，肌张力增强，阵发性抽搐，发生癫痫或癫痫样发作，其发作多为大发作，或癫痫持续状态。当延脑受累后，患者可进入昏迷，去大脑僵直状态，心动过缓，体温不升，各种反射消失。

（4）锥体束及锥体外系受累症状。皮层下中枢受抑制时，神志不清、躁动不安、痛觉过敏、阵挛性舞蹈动作、瞳孔散大、甚至出现强直性抽搐，锥体外系与锥体束征阳性，可表现有偏瘫、轻瘫、失语及单瘫等。这些表现，多为一时性损害，给葡萄糖后可快速好转。锥体外系损害可累及苍白球、尾状核、壳核及小脑齿状核等脑组织结构，多表现为震颤、运动过度、扭转痉挛等。

（5）小脑受累表现。低血糖可损害小脑，表现有共济失调、运动不协调、辨距不准、肌张力低及步态异常等，尤其是低血糖晚期常有共济失调及痴呆表现。

（6）脑神经损害表现。低血糖时可有脑神经损害，表现为视力及视野异常、复视、眩晕、面神经麻痹、吞咽困难及声音嘶哑等。

（7）周围神经损害表现：低血糖晚期常发生周围神经病变而致肌萎缩与感觉异常，如肢体麻木，肌无力或肌颤等，临床上曾有低血糖患者发生肢体远端呈手套、袜套型感觉异常者。还可有周围性刺激与灼痛性改变等，这与其脊髓前角细胞变性有关，也有人认为与胰岛素瘤引发的低血糖所致肌萎缩与肌炎有关。低血糖性周围神经病变还可致足下垂、手足细动作失灵、如不能写字、不能进食、不能行走、甚至卧床不起。

（8）器质性病变所致低血糖表现：最常见于胰岛素瘤性低血糖，约 70% 为良性腺瘤，直径 0.5～3.0cm，多位于胰尾部，胰体部与胰头部的发病情况相似，多为单发，增生次之，癌瘤较少见，如为癌瘤多有肝及邻近组织转移。胰岛素瘤的低血糖发作较重而持久，并常有以下特点：①多在空腹时发生低血糖，如早餐前；②发作时症状由轻而重，由少而多，逐渐频发；③症状为阵发性发作，发作时的情况，患者自己往往不能回忆出来；④不同患者低血糖症状不完全相同，同一患者每次发作症状有时也不完全相同；⑤低血糖患者常不能耐受饥饿，往往在发作前增加进食来预防发作，故而患者体重一般常有增加；⑥患者空腹血糖可以很低，有时仅为 0.56～1.68mmol/L。

（9）反应性功能性低血糖表现。①女性多见，发作较轻，病史长，多有情绪紧张及精神创伤史；②低血糖发作多在饭后 2～3 小时，空腹血糖正常或稍低；③低血糖发作以肾上腺素增多症状为主，历时 20 ~ 30 分钟，常无昏迷，多自行缓解；④患者常为神经质，发胖，体征阴性，虽反复发作而病情并无恶化；⑤低血糖水平不如胰岛素瘤明显，空腹血糖多在 2.24 ~ 3.36mmol/L；⑥患者可耐受饥饿达 72 小时之久而无昏迷发生。

一般大脑神经细胞从血流中摄取葡萄糖较为恒定，不受血糖消长的影响，因而低血糖症状要在 2.52mmol/L 以下时才能表现出来。低血糖表现与大脑缺氧状态类似，故有大脑循环障碍（如动脉硬化，脑梗死）时，低血糖症状可提前出现。血糖降低程度和速度与临床症状的出现和严重程度大致平行，但无绝对的定量关系，发生低血糖症状的血糖阈值无统一标准，个体差异性较大，同为血糖值 1.68mmol/L，有的患者发生昏迷，有的只有部分低血糖症状而无昏迷，但都需给予治疗，以提高血糖水平。

低血糖症的并发症

低血糖若不能缓解，血糖浓度持续降低超过 6 小时，可引起脑细胞发生不可逆转的形态学改变，如充血、多发性点状出血、脑组织受损，如果不能及时做出正确的诊断和处理，可发生脑水肿，缺血性点状坏死、脑软化、痴呆、昏迷、休克甚至死亡。低血糖不是一个独立的疾病，许多原因可引起低血糖，确诊之后还应检查低血糖的病因。

α-葡糖苷酶抑制剂降低血糖的机制

α-葡糖苷酶抑制剂是一类新型降糖药物，目前国内出售的 α-葡糖苷酶抑制剂，由德国拜耳公司生产，化学名称为阿卡波糖，商品名为拜糖平，剂量为每片 50mg。

西方人饮食中碳水化合物的主要成分是淀粉和蔗糖，而我国的饮食中碳水化合物主要成分是淀粉。淀粉和蔗糖（双糖）均不能直接被肠壁细胞吸收，需要在小肠绒毛上的多种 α-葡糖苷酶的作用下生成单糖（葡萄糖及果糖）后才能被吸收。α-葡糖苷酶有多种，包括：①蔗糖酶，促使蔗糖水解生成果糖及葡萄糖；②葡萄糖淀粉酶，麦芽糖酶及糊精酶，促使从淀粉水解生成的寡糖水解生成葡萄糖。α-葡糖苷酶上具有与寡糖及双糖相结合的位点，拜糖平能与这个位点结合，能可逆性地抑制小肠绒毛上的多种 α-葡糖苷酶的活性，按其抑制能力的强弱，分别为葡萄糖淀粉酶＞蔗糖酶＞麦芽糖酶＞异构麦芽糖酶，对海藻糖酶及乳糖酶的抑制作用则很弱。拜糖平与蔗糖酶的亲合力较蔗糖大 15000 倍，故能竞争性抑制蔗糖与蔗糖酶的结合，从而延缓蔗糖的葡萄糖和果糖的转化，降低餐后血糖水平。由于这种抑制作用是可逆的，所以向葡萄糖的转化仅仅是推迟，而不是完全阻断。通过使小肠内糖消化减缓和对结肠内糖吸收的调节，使患者一天内血糖浓度平稳。

怎样合理使用口服降血糖药物

1. 首次确诊的糖尿病患者口服降糖药的选择

若患者首次确诊时有典型的多饮、多尿及体重减轻的症状，无须试用单纯饮食治疗。若无酮尿，可立即开始使用口服 SU 类降糖药，同时配合饮食控制。

若患者首次确诊后，没有症状或症状很轻者，可先进行单纯饮食治疗一个月，此时医护人员对患者进行教育，使患者了解糖尿病的基本知识及饮食控制的重要性，能自觉地与医生配合。此段时间也可配合运动锻炼，尤其是肥胖患者更应以运动减轻体重。

（1）非肥胖型 NIDDM 患者于单纯饮食治疗一个月后，若空腹血糖仍＞ 11.1mmol/L，可开始给予磺脲类药物治疗。初次剂量应根据有无症状及血糖情况确定。若无糖尿病症状空腹血糖＜ 11.1mmol/L 者，初次剂量：D8600.5g/d，或格列本脲 1.25mg/d，或格列齐特 40mg/d，或格列吡嗪 2.5mg/d；若无糖尿病症状空腹血糖＞11.1mmol/L 者，上述剂量加倍，即 D8601g/d 或格列本脲 2.5mg/d，或格列齐特 80mg/d，或格列吡嗪 5mg/d，治疗一周仍控制不满意应快速增加剂量。若有典型的糖尿病症状，一般血糖＞13.9mmol/L，应选用降糖作用强的药物且剂量要加大，格列本脲 7.5～15mg/d，或格列吡嗪 30mg/d。

（2）肥胖型 NIDDM 患者经饮食治疗 1 个月后，若空腹血糖＞11.1mmol/L 者可开始服用双胍类药或拜糖平，经治 2 周空腹血糖仍＞11.1mmol/L 者可加服磺脲类药；肥胖型 NIDDM 患者，经饮食治疗 1 个月后，若空腹血糖＞16.7mmol/L 者，应开始服用磺脲类药治疗，用药 7～10 天，若血糖下降不显著，则加服双胍类药或拜糖平。

2. 治疗过程中如何调整口服降糖药

（1）调整更换或联合应用口服降糖药的指标。实验已证明空腹血糖＜11.1mmol/L 时，基础胰岛素水平与正常人、糖耐量低减者没有明显区别；餐后胰岛素分泌虽有下降，但不低于正常人餐后胰岛素分泌的 50%，说明此时胰岛素功能尚可，不易产生酮症，可饮食控制治疗，此时若不先单纯控制饮食，而立即加用 SU 类降糖药容易发生低血糖。空腹血糖＞11.1mmol/L 时，餐后胰岛素水平明显下降；空腹血糖＞19.4mmol/L 时，餐后胰岛素与其基础胰岛素水平没有明显区别，很容易产生酮症，或转入非酮性高渗昏迷，必须用胰岛素治疗。依据上述结果，一般认为调整更换或联合应用口服降糖药物的指标是：①空腹血糖＜11.1mmol/L；②餐后2小时血糖＜11.1mmol/L。治疗过程中首先要求空腹血糖＜11.1mmol/L，当达到这个指标后，就设法达到第二个指标即餐后2小时血糖＜11.1mmol/L。若单纯控制饮食一个月后仍达不到上述指标者，应加口服降糖药；若服用一种口服降糖药已达最大剂量且饮食严格控制仍未达到上述两个指标者，可两种口服降糖药联合应用。若达到上述两个指标后，要设法进一步调整药物、饮食及运动量使血糖降至正常或接近正常水平。

（2）无症状NIDDM降血糖药的调整。非肥胖型NIDDM和肥胖型NIDDM均应先使空腹血糖＜11.1mmol/L，再使餐后2小时血糖＜11.1mmol/L。当药物加至最大剂量而未达到以上两个指标时，则需加服或改用其他降糖药。若从最大量磺脲类药再需增加双胍类药或拜糖平时，则后者需从小量开始，逐渐增至最大量；反之若从最大量双胍类药再需增加磺脲类药或拜糖平时，也需从小量开始，逐渐增至最大量。若已联合用药，空腹血糖＜11.1mmol/L，但餐后2小时血糖未达到上述指标，一般先不考虑改用胰岛素治疗，可调整饮食及增加体力活动，多进食粗纤维食物及少食多餐等方法，使餐后血糖下降。当病情控制满意后，对采用两种药物可减少一种；采用一种药物者可以不用，根据患者情况进行反复调节。

（3）有严重症状无酮症 NIDDM 降血糖药的选择。对于以下情况：①体重明显减轻、消瘦；②无明显消瘦、不胖，用最大剂量磺脲类药治疗一周症状未好转；③空腹血糖＞19.4mmol/L 剂；④如体胖或不瘦，一般情况良好、胸透及血、尿常规阴性，可用 SU 类最大剂量的 1/2 开始，一周后无好转，速加药至最大剂量，一周后仍无好转者；⑤若服用最大剂量 SU 类药一周后，病情好转，再观察 1～2 周，若未见进一步好转，仍有显著症状者。以上均用胰岛素治疗。若症状好转，多饮、多尿症状逐渐消失，而空腹血糖＞11.1mmol/L 时，可加服双胍类药或拜糖平。再按无症状 NIDDM 处理。

第3章

诊断须知

确诊病症下对药，必要检查不可少

如何判断糖尿病患者的低血糖反应

不仅是糖尿病患者，他的家属及同事都必须认识低血糖反应，以便及时治疗。当糖尿病患者出现下列表现时应怀疑为低血糖反应。

（1）心慌、手抖、冷战。

（2）头晕或头痛。

（3）出汗过多，脸色苍白。

（4）饥饿，全身软弱无力。

（5）眼前发黑，视力模糊。

（6）昏昏欲睡。

（7）心里清楚，但说不出话来。

（8）反应迟钝、发呆。

（9）性情改变，精神抑郁或异常兴奋。

（10）脾气暴躁。

（11）走路不稳，如同踩在棉花包上。

（12）个别患者发生全身抽搐。

低血糖症的实验室检查

1. 空腹血浆胰岛素和血糖测定

非肥胖者空腹胰岛素水平高于 24 μU/ml 可认为是高胰岛素血症。然而有时空腹胰岛素值即使正常，相对血糖值已增高。当空腹血糖低于 2.8mmol/L，血浆胰岛素应降至 10 μU/ml 以下。血浆葡萄糖水平低于 2.2mmol/L，胰岛素值将低于 5 μU/ml。胰岛素与血糖比值（I：G）一般也降低。如 I：G 值增加或 > 0.3 应怀疑有高胰岛素血症，I：G > 0.4 提示胰岛素瘤可能。

2. 口服葡萄糖耐量试验（OGTT）

欲确定是否存在空腹低血糖，OGTT 没有意义。如糖耐量试验延长至 4 ~ 5 小时，对于诊断餐后低血糖有一定价值。

3. 血浆胰岛素原和 C 肽测定

正常血浆含有少量的胰岛素原，大部分胰岛素瘤患者血循环中胰岛素原水平增高。正常情况下，胰岛素原一般不超过免疫反应性胰岛素总量的 22%，而 85% 以上的胰岛素瘤患者的胰岛素原所占百分比超过 25%。

用 RIA 法测定的血浆胰岛素值称为免疫反应性胰岛素，这是因为胰岛素的多克隆抗体与胰岛素原等胰岛素类似物有交叉反应，再加上胰岛素的正常值较低，所以解释结果时要十分慎重。

C 肽测定可用于内源性和外源性高胰岛素血症的鉴别，C 肽和胰岛素是等摩尔质量分泌的，外源性高胰岛素血症时的血 C 肽一般测不出来。C 肽水平高提示内源性高胰岛素血症。反之，低 C 肽水平提示血浆胰岛素水平增高是外源性胰岛素所致。

4.胰岛素抗体、胰岛素受体抗体测定

血浆中存在胰岛素抗体提示既往使用过胰岛素或自身免疫性胰岛素综合征。胰岛素的自身抗体依抗原的来源可分为内源性和外源性两种，依抗体的生物活性和作用效果有兴奋性与抑制性自身抗体之分。

长期接受胰岛素治疗的患者可产生抗胰岛素抗体，此与制剂中的胰岛素与人胰岛素结构不同和制剂不纯有关，但使用单峰的人胰岛素或重组的人胰岛素仍可产生胰岛素抗体。此类抗体是产生胰岛素不敏感的重要原因之一。

5.血浆磺脲药物及其尿中代谢产物测定

测定血浆磺脲药物或其尿中代谢产物可协助确定磺脲药物诱发的高胰岛素血症的诊断，氯磺丙脲因半衰期长，诱发的低血糖危险性较大。

6. 胰岛素抑制试验

无症状性空腹低血糖或不稳定性或边缘性高胰岛素血症，可用抑制试验鉴别是否为内源性胰岛素分泌过多所致。

用外源性胰岛素不能完全抑制胰岛素瘤C肽和胰岛素原的释放，然而也有报道指出，某些胰岛素瘤患者的C肽抑制试验可正常。正常人在应用外源性胰岛素后，血浆C肽抑制约66%，但胰岛素瘤患者在血糖正常时，血浆胰岛素和C肽不被抑制，而在低血糖时，可抑制内源性胰岛素和C肽的分泌。

7. 刺激试验

对于可疑空腹低血糖者刺激试验的敏感性较 I ：G 比值、C 肽、胰岛素原测定等方法低。一般常用的刺激试验包括甲苯磺丁脲、精氨酸和胰高糖素刺激试验，80%的胰岛素瘤患者甲苯磺丁脲试验异常，74%有精氨酸试验异常，58%有胰高糖素试验异常。注射钙剂后能刺激胰岛素瘤患者的胰岛素分泌，但也有报道指出，胰岛素瘤患者注射钙剂后胰岛素分泌并不增加。

8. 先天性代谢疾病伴低血糖症的诊断方法

诊断方法很多，可根据需要选用。确诊有赖于病理诊断和酶缺陷的基因分析。

（1）血糖指数：血糖指数是指碳水化合物使血糖升高的相对能力。

与血糖指数低的碳水化合物相比，较高血糖指数的碳水化合物可使血糖升高至较高水平，且较迅速。依血糖指数不同，一般可将碳水化合物分成数种类型。直链淀粉对血糖和血胰岛素所引起的反应慢而弱，而支链淀粉可使血糖、胰岛素及胰高糖素明显升高。

（2）果糖耐量试验：口服果糖 200mg/kg 后，正常人的反应与 OGTT 相似，而遗传性果糖不耐受症由于果糖 –1– 磷酸醛缩酶缺陷出现低葡萄糖血症、低磷血症及果糖尿症。

（3）胰高糖素试验：仅作用于肝磷酸化酶，对肌磷酸化酶无影响。正常人在空腹肌内注射 1mg 胰高糖素后，血糖升高，高峰见于 45 分钟左右，血胰岛素与血糖值一致。胰岛素瘤者血糖高峰可提前出现，但下降迅速，并出现低血糖反应，血胰岛素分泌高于正常人。糖原累积病（GSD）Ⅰ型者无血糖高峰或小的高峰见于 1 小时后，血乳酸显著升高，血 pH 和 HCO_3- 下降。此试验亦可用于其他低血糖症的鉴别诊断。

（4）肾上腺素试验：GSD Ⅰ型者于注射肾上腺素后血糖增值不超过 30%。由于 GSD 亦可能累及中性粒细胞的糖代谢，故使用肾上腺素后，血中性粒细胞升高不明显。但用于 GSDLb 诊断的简便方法是用佛波醇（phoorbol–myristate–acetate）刺激 NAPDH 氧化酶的活性，协助 GSDLb 及中性粒细胞功能异常的诊断。

（5）缺血运动乳酸试验：将上臂缠以血压计袖带，加压至200mmHg，令患者作抓握活动，持续 1 分钟，测定试验前后血乳酸值。正常人试验后血乳酸升高 3 倍以上，Ⅲ型、Ⅴ型 GSD 者不增加，但不能排除其他原因所致的乳酸生成障碍性疾病（如肌肉磷酸果糖激酶缺陷等）。

（6）可乐定治疗试验：如怀疑为 GSD，常用可乐定（clonidine，0.15mg/d，或每天 0.2mg/m² 体表面积）治疗数月，GSD 者（如Ⅰ、Ⅲ、Ⅵ型）可增加身高，其作用机制未明。因此药还对体质性矮小及其他原因所致生长迟滞有效，故可能与其作用于中枢，促进 GH 分泌等作用有关。

（7）其他试验：血、尿及脑脊液氨基酸组分析有助于氨基酸代谢病的诊断。血酮、血糖、血氨和肌酸激酶是各种低血糖症的基本检测项目。如有可能应尽量做病变组织的酶活性测定以及异常糖原颗粒、代谢底物等测定。用分子生物学方法鉴定酶基因的突变可肯定酶缺陷的种类和位点。

（8）铬粒素 A（chromogranin A，CgA）：神经内分泌肿瘤的标志物之一，约 90% 的 APUD 肿瘤患者血清 CgA 升高。中肠来源的类癌患者，血中 CgA 可升高数十至数百倍，发生肝转移后，血 CgA 增高更明显（RIA 法测定的 CgA 误差 30% ~ 40%）。

（9）其他 APUD 激素和代谢物测定：可根据临床表现测定相应的肽类或胺类激素，但因花费昂贵，一般难于普及。多数情况下，可测定尿 5- 羟吲哚乙酸（ 5-HIAA ）及胃液中胰岛素、胰岛素原和 C 肽，必要时可测定胃泌素。如欲判肿瘤的生长潜能、判断预后，可测定 Ki-67 蛋白和增生细胞核抗原（ PCNA ）。

低血糖症其他辅助检查

（1）脑电图。与缺氧相似，无特异性改变，呈慢波或其他变化，长期低血糖症有脑病变者可有异常变化。

（2）肌电图。神经传导时间正常。远端肌肉有去神经表现，运动单位电位数目减少。弥漫性去神经纤维，尖端及巨大运动单位放电，多相电位。比较符合周围神经原或前角细胞型变化。

（3）X 线检查。偶见钙化腺瘤，邻近器官扭曲或移位。胰动脉造影显示血运增加。选择性肠系膜上动脉、腹腔动脉造影有助于病变定位。

（4）CT 与 MRI 扫描。可发现腹腔部位及胰腺部位的占位性病变。

（5）B 超检查。可发现胰腺部位肿瘤，小于 1cm 者容易漏诊，不如 CT 与核磁共振检查可靠。

（6）其他。胰放射核素扫描，ECT 扫描，75Se- 蛋氨酸检查可发现胰腺内外的占位性病变。

低血糖症的诊断

诊断困难的主要原因是由于起病急，和临床症状、体征和生化学异常交织在一起，故临床上易误诊和漏诊。但主要取决于血糖值。凡健康人包括妇女和儿童，当空腹静脉血浆葡萄糖值低于 2.8mmol/L 时，尽管无临床症状、体征亦应诊断为低血糖症。空腹静脉血葡萄糖高于 3.9mmol/L 可排除低血糖症；空腹静脉血浆葡萄糖 2.8 ~ 3.9mmol/L 可提示低血糖可能，但极个别的健康妇女在禁食 72 小时后血糖低至 1.4 ~ 1.7mmol/L，甚至细胞内葡萄糖水平接近于 0 和新生儿血糖低至 1.7mmol/L 也曾认为是正常的。有些专家认为儿童和婴儿当血糖水平低于 2.8mmol/L 时，应仔细观察，只有血糖水平低于 2.2mmol/L 时，才可诊断和治疗。反之，老年人静脉血浆葡萄糖值在 3.3mmol/L 常可发生低血糖症状。所以正常人血糖维持在较理想水平，24 小时内波动范围很少超过 2.2 ~ 2.8mmol/L，这种葡萄糖的内环境稳定是通过各种激素来调节的。

很多器官特别是肝脏和肌肉组织等参与糖代谢。当葡萄糖利用、摄取和（或）生成不平衡时，可产生高血糖症或低血糖症。低血糖临床症状的严重程度与体征并不和血糖值相一致。因此，作为实验诊断参考值。

低血糖症诊断的注意事项

必须注意以下几点。

（1）在同一患者同一时间动脉血糖值通常略高毛细血管值，而后者又高于静脉值。空腹时毛细血管血糖值（测血糖为全血），高于静脉血糖值5% ~ 10%。

（2）血糖测定分为血清、全血、血浆3种方法，测定血清血糖，必须采血后立即离心取得血清，否则时间过长，糖分解，结果偏低；全血糖易受血细胞比容和非糖物质影响，其结果亦比血浆血糖略低5% ~ 10%；所以，目前临床多采用测定血浆血糖，判断各种原因的高血糖症和低血糖症。

（3）对原因不明，呈持续或反复发作的低血糖，应经常监测血胰岛素、C肽、胰岛素原和血、磺脲类药物浓度，以资鉴别。如高胰岛素症可见于胰岛素瘤、服磺脲类药物、自身免疫性低血糖和外用胰岛素者；而血C肽升高者仅见于胰岛素瘤和服磺脲类药物。

低血糖症的鉴别诊断

（1）对发作性（特别在空腹）精神－神经异常、惊厥、行为异常、意识障碍或昏迷者，尤其是对用胰岛素或口服降糖药治疗的糖尿病患者，应考虑到低血糖症的可能，及时查验血糖。值得注意的是，有些低血糖患者在就诊时血糖正常，并无低血糖症状，往往仅表现为慢性低血糖的后遗症，如偏瘫、痴呆、癫痫、精神失常、儿童智商明显低下等。以致临床常误诊为精神病、癫痫或其他器质性脑病（如脑炎等）。因此，应与其他中枢神经系统器质性病变的疾病相鉴别，如脑炎、多发性硬化、脑血管意外、癫痫、糖尿病酮症酸中毒昏迷、糖尿病非酮症高渗性昏迷、精神病、药物中毒等。

（2）空腹、餐后数小时或体力活动后出现交感神经兴奋为主要表现的低血糖症，应与具有交感神经兴奋表现的疾病，如甲状腺功能亢进症、嗜铬细胞瘤、自主神经功能紊乱、糖尿病自主神经病变、更年期综合征等相鉴别。

（3）酗酒后出现的低血糖症应与酒醉相鉴别。乙醇不仅可引起低血糖，也可引起酮症，有时乙醇引起的低血糖及酮症可被误认为糖尿病酮症酸中毒，这是诊断时需注意的。

糖尿病低血糖的鉴别诊断

糖尿病低血糖的诊断包括低血糖的临床症状；实验室血糖检测标准 < 2.8mmol/L；应用葡萄糖治疗后病情迅速好转；诊断即可成立。

诊断成立的同时应查清低血糖的原因，预防患者低血糖再次发生。

鉴别诊断应排除胰岛素细胞瘤性低血糖。胰岛素细胞瘤发病率为百万分之一，成人中胰岛素细胞瘤 80% 为单发的良性瘤，5% 为单发恶性瘤，10% 为多发性良性瘤，其余为多发恶性瘤或胰岛 B 细胞瘤增生。

胰岛素细胞瘤或称胰岛 B 细胞瘤的特征：

（1）胰岛素细胞瘤具有 Whipple 三联征。

①空腹性发作性低血糖。

②低血糖发作时血糖低于 2.8mmol/L。

③注射葡萄糖后立即恢复。

（2）饥饿试验：禁食 48 小时，90% 胰岛细胞瘤患者阳性；禁食 72 小时，98% 患者阳性。

（3）选择性腹腔动脉造影：诊断正确率为 80% 以上，假阳性很少。

酒精性低血糖的病症诊断

酒精性低血糖症通常发生于空腹时中量或大量饮酒后，表现为昏迷木僵状态，脉速、多汗、体温低，呼气有酒精气味，易被人误认为"醉酒"。此时如能及时注射葡萄糖液，可迅速恢复，倘若只是给他一杯浓茶，"让他自己醒"，没有及时送医院救治，严重者可因此而致死。有的患者因延误了抢救时间，由于脑组织受到不可逆的损害而留下终身后遗症。据资料显示，重症酒精性低血糖症的死亡率高达 10%，甲亢、肝病、肾上腺皮质功能低下、长期饥饿者以及正在使用胰岛素或口服磺脲类降糖药的糖尿病患者在过量饮酒后，易发生酒精性低血糖症。常发生在大量饮酒后 6 ~ 36 小时，患者呈昏迷木僵状态伴中枢神经缺糖症状，临床上易误诊为酒醉或急性酒精性酮症酸中毒或酒精性肝炎伴肝昏迷，但一般酒精血浓度往往在 100mg/100ml 以下，而血糖低于 45mg/100ml。肝功能稍有异常，血酮可增高伴有酮尿，CO_2 结合力降低。

警惕不要把低血糖惊厥误认为是癫痫

癫痫的很多症状常常与其他病症混淆，导致误诊。尤其现象人群中常常患有的低血糖惊厥的症状，会让人误以为是癫痫的初期表现，这是错误的理解。

低血糖是指由于多种原因导致血中葡萄糖含量降低至正常范围以下。如婴儿和儿童的空腹血糖＜ 2.2mmol/l，足月新生儿＜ 1.67mmol/l，低出生体重儿＜ 1.1mmol/l 时，称为低血糖。低血糖症状轻者表现为倦怠、乏力、头晕、恶心、呕吐、面色苍白、出冷汗、心动过速。若不及时纠正，可影响脑功能。重时可出现凝视、抽动、全身性强直、阵挛发作类似癫痫发作。血糖、尿酮体化验以及糖耐量试验可以证实。

低血糖可于饥饿或酒后发生；也可由于肝脏酶缺乏所致，如糖原累积症、果糖不耐症、半乳糖血症；还可见于生长激素或脑垂体功能减低，胰岛细胞瘤以及其他肝肠病变，迅速静脉注射25% ～ 50% 葡萄糖 0.5 ～ 1.0g/kg，可立即缓解症状。有少数患者曾被诊断癫痫多年，最后确诊为由不同原因低血糖所致，属继发性癫痫。

癫痫发作的具体表现

（1）全面强直 – 阵挛发作（大发作）。指全身肌肉抽动及意识丧失的发作。以产伤、脑外伤、脑瘤等较常见。强直 – 阵挛发作可发生在任何年龄，是各种癫痫中最常见的发作类型。其典型发作可分为先兆期、强直期、阵挛期、恢复期四个临床阶段。发作期间脑电图为典型的爆发性多棘波和棘 – 慢波综合，每次棘 – 慢波综合可伴有肌肉跳动。

（2）单纯部分发作。指脑的局部皮质放电而引起的与该部位的功能相对应的症状，包括运动、感觉、自主神经、精神症状及体征。分为四组：①伴运动症状者；②伴躯体感觉或特殊感觉症状者；③伴自主神经症状和体征者；④伴精神症状者。

（3）复杂部分发作。习惯上又称精神运动发作，伴有意识障碍。先兆多在意识丧失前或即将丧失时发生，故发作后患者仍能回忆。

（4）失神发作（小发作）。其典型表现为短暂的意识障碍，而不伴先兆或发作后症状。

（5）癫痫持续状态。指单次癫痫发作超过30分钟，或者癫痫频繁发作，以致患者尚未从前一次发作中完全恢复而又有另一次发作，总时间超过30分钟者。癫痫持续状态是一种需要抢救的急症。

分清楚低血糖惊厥与癫痫的病发症状，才能更好地认识病情，更好就诊治疗。

别把晕厥当低血糖

几天前，12岁的蓉蓉在超市门口晕倒了，由于摔倒时头撞在一块石板上，额头上被划出一道大口子，血流满面。经过一系列检查，蓉蓉得了血管迷走性晕厥。

有统计显示，在儿童不明晕厥中，血管迷走性晕厥占绝大部分。可不少家长却不以为然，往往以为孩子只是低血糖。这种疾病在发作时，一般表现为短暂的脑缺氧，并发生晕厥。在排除心脏病、代谢紊乱、神经系统等其他器质性病变后，一般可经基础直立倾斜试验或舌下含服硝酸甘油试验明确诊断是否为血管迷走性晕厥。一旦被查出血管迷走性晕厥，就该采取积极治疗方法，减少晕厥发生次数。一般主张先从改变生活习惯上入手，如不要长时间站立不动，避免拥挤、闷热的环境等；其次要多喝水，以稀释血液浓度。如果上述治疗效果不明显的话，可再采取药物治疗。

第 4 章

治疗疾病

合理用药很重要，综合治疗效果好

急性低血糖症的处理

不论急性或慢性的低血糖症，尤其反复出现低血糖，则提示有某种疾病存在，应尽可能及早明确病因，这是治疗的关键。为避免严重后果，预做如下处理。

（1）葡萄糖应用。对急重症的低血糖伴昏迷者，为避免病情进行性变化，必须快速静脉注射 50% 葡萄糖液 50 ~ 100ml，必要时重复 1 ~ 2 次，直至患者神志清醒后，继之 10% 葡萄糖液静脉滴注，使血糖维持在 8.3 ~ 11.1mmol/L，观察 12 ~ 48 小时，以利脑细胞的恢复和防止再度昏迷。如不具上述条件时，对低血糖昏迷者，又不宜饮糖水引起窒息，此时可用蜂蜜或果酱等涂抹在患者的牙齿、口腔黏膜，或鼻饲糖水亦是急救措施之一。

（2）胰高糖素应用。可在发病后和 50% 葡萄糖液同时应用，一般剂量 0.5 ~ 1.0mg，可皮下或肌内注射，多在 10 ~ 30 分钟神志恢复，必要时重复应用。

（3）肾上腺素应用。当严重低血糖伴休克者，又不具备上述条件时，可中小剂量应用，但高血压患者和老年人慎用。

（4）甘露醇应用。经过上述处理后血糖已恢复，但仍昏迷时间超过 30 分钟的患者，为低血糖昏迷可能伴有脑水肿，可考虑静脉滴注 20% 甘露醇 40g，20 分钟内输完。

（5）肾上腺皮质激素应用。经高糖治疗后，血糖虽已维持8.3 ~ 11.1mmol/L，但已达15 ~ 30分钟神志仍未清醒者，为使大脑不受损害，可应用肾上腺皮质激素100 ~ 200mg（或地塞米松10mg）酌情4 ~ 8小时1次，共2 ~ 3次。

轻度低血糖或慢性低血糖症的处理

对症治疗。当患者目前正在口服降血糖药或胰岛素治疗期间。凡出现心悸、多汗、软弱、饥饿或头晕等症状或体征，已意识到为低血糖症表现者，立即给予饼干、糖块或糖水饮料等（含糖10 ~ 20g），同时监测血糖水平，一般在10 ~ 20分钟左右可恢复，以维持一定血糖水平，如病情不易缓解者，也可用50%的葡萄糖液静脉注射或10%葡萄糖液静脉滴注。

饮食方面。高蛋白、高脂肪、低碳水化合物，并以少量多餐为主，以减少对胰岛素分泌的刺激作用。

酒精性低血糖症的治疗

（1）绝对卧床休息，迅速补充葡萄糖是决定预后的关键。及时补糖使症状完全缓解；而延误治疗则出现不可逆的脑损害。因此，应强调在低血糖发作的当时，立即给予任何含糖较高的物质，如饼干、果汁等。重症者应注意勿使食物吸入肺中呛入气管，以至引起吸入性肺炎或肺不张。

（2）能自己进食的低血糖患者，饮食应低糖，高蛋白，高脂肪，少食多餐，必要时午夜加饮含糖饮料一次。

（3）静脉推注50%葡萄糖40～60ml是低血糖抢救最常用和有效的方法。若病情不严重，尚未造成严重脑功能损害，则症状可迅速缓解，神志可立即清醒。

（4）当患者昏迷、喝糖水无效时要打120呼救，现场急救后送医院诊疗。

（5）最大的困难在于准确判断低血糖症状，最正确的办法是用快速血糖仪测定。在无仪器的情况下，只要患者饥饿同时有上述症状时，可以喝杯浓糖水，有好转的大多可以诊断，在病情缓解后要到医院查清低血糖的病因以便有效对应治疗。

低血糖症的病因治疗

低血糖症是诸多因素疾病，其中降血糖药只引起部分低血糖症，尚具有消化系、内分泌代谢和若干类肿瘤等疾病，亦可出现严重的低血糖症，予以相应的治疗。

应用磺脲类降糖药物出现低血糖时怎么办

磺脲类降血糖药引起的低血糖不像胰岛素引起的低血糖容易被人们认识，其特点是反应持久，难予纠正，死亡率高。因此对老年、体弱、营养不良、进食量减少、活动量增多，内分泌功能低下及有肾功能障碍者，应注意发生低血糖反应。对低血糖昏迷者应立即静脉注射 50% 葡萄糖 40ml，严重者应皮下注射肾上腺素 0.5 ~ 1mg，或静脉注射氢化可的松 100mg，然后以 200mg 氢化可的松溶于 10% 葡萄糖溶液 500ml 滴注维持。必要时可皮下、肌内或静脉注射胰高糖素 1mg。在患者清醒后应每 1 ~ 4 小时给一次糖类食物，并且要密切观察病情数日，充分注意低血糖被纠正后，可能再次或多次重复发作。

新生儿低血糖会影响小儿智力吗

新生儿低血糖发病越早，血中葡萄糖数值越低，存在时间越长，越易造成智力低下、脑瘫等中枢神经系统的永久性损害。如果延误诊断，治疗不及时，也可导致死亡。

新生儿低血糖多见于患糖尿病的母亲所生的小儿。因为小儿在出生前一直处在母亲体内血糖较高的环境中，以致胰岛细胞代偿性增生。出生后，小儿体内胰岛素仍处于亢进状态，故于出生后数小时内，小儿血糖急剧下降。另外早产儿、双胞胎、体重极低的新生儿肝脏内肝糖原贮存量都较少，如不提前喂奶，易发生低血糖。患重病的小儿葡萄糖消耗增加，易致低血糖。此外有些遗传性疾病也可引起低血糖。

新生儿低血糖症状多在出生后 24～72 小时出现，患糖尿病的母亲所生小儿在出生后几小时即可出现低血糖症状。患儿开始出现面色苍白，出汗较多，软弱无力，哭吵要吃奶等。如低血糖不能及时纠正，可出现嗜睡、抽搐、昏迷、呼吸增快、呼吸暂时停止等严重表现。

因为新生儿低血糖存在时间越长，越易影响小儿智力，所以母亲要尽早给小儿喂奶，不能吃奶者要静脉补充葡萄糖，防止发生低血糖。对患糖尿病的母亲所生小儿及双胞胎、早产、体重极低、患重病的小儿要定时查血中葡萄糖数值，如果血糖低于 2.24mmol/L，不等出现症状就要开始治疗，可以喂食葡萄糖。出现症状时，应静脉补充葡萄糖直至血糖稳定在 2.24mmol/L 以上。

第 5 章

康复调养

三分治疗七分养，自我保健恢复早

糖尿病低血糖症的预后

预防的重点在于普及糖尿病教育，使患者及家人掌握糖尿病的基本知识，充分了解低血糖反应的症状，学会自救和自作微量法快速血糖检测，养成良好的生活习惯，戒烟戒酒。因某些原因不能进食或运动量增加时要及时调整胰岛素等药剂量。患者外出要随身携带糖果、饼干等食品，以便自救。具体的方法以去除诱因和合理用药两方面去做。

如何避免低血糖诱发因素

（1）饮食不当。饮食无规律，进主食量突然减少；注射胰岛素或口服磺脲药物后，进餐时间延迟；过量饮酒、吸烟。

（2）运动不当。运动量突然增加，或运动时间延长至胰岛素作用高峰期，空腹洗澡。应避免在胰岛素高峰期运动量过大。

（3）合并肾功能不全。因胰岛素代谢障碍、肾糖异生减少、热量摄入少等原因，晚期糖尿病、肾病极易出现低血糖。此期胰岛素用量应适当减少，使血糖控制在稍高的水平。

（4）脆性糖尿病患者。因胰岛功能完全丧失，血糖极不稳定，易发生低血糖与高血糖交替出现。应尽量生活规律，处于平静状态。在用胰岛素时加用双胍类药物，或安置胰岛素泵。

用药不合理是发生糖尿病低血糖的主要原因

对于糖尿病的治疗要个体化，不同的时期，病程的长短，合并并发症的不同，以及年龄、体形等差异，选择应用有针对性的降糖药物。应严格掌握各种降糖药物的适应证。

（1）初发的2型糖尿病，一般首选非磺脲类药物，待用药1～2周，复查血糖控制不理想者，再加用磺脲类药物。根据对药物的反应，若血糖下降幅度较大，选用短效、缓和的药物，如格列吡嗪、格列喹酮等；血糖下降幅度较小，选用中、长效，较强的药物，如格列本脲、格列齐特等。根据血糖水平逐渐调整剂量。

（2）肾功能不全者，尤其是V期糖尿病肾病患者，由于存在自主神经病变，肾脏糖异生作用减退，极易发生低血糖，因此，应避免用药剂量过大，作用过强。

（3）对于接受胰岛素治疗后的1型糖尿病患者，血糖控制数天后易发生低血糖，这种低血糖常发生在血糖控制后不久，此时胰岛素用量要及时减少，当血糖控制接近正常时应经常询问患者有无饥饿感，或评出偏低血糖先兆。

（4）对于病史长，年龄较大，有自主神经病变，冠心病的患者，不要强求其血糖完全正常。

（5）病程较长。胰岛功能差，基础分泌量缺乏，短效胰岛素用量不足，血糖不降，用量加大又易发生低血糖，尤其是短效胰岛素三餐前用，常空腹血糖高，误认为胰岛素用量不足，反复加量，引起夜晚低血糖，此时，应在晚间或餐时给予中、慢胰岛素锌，也可以用双胍类降糖药使血糖稳定。

（6）预防糖尿病患者严重的低血糖，最好的方法是安装胰岛素泵。

治糖尿病须防低血糖

很多糖尿病患者只知道降糖，而不知道血糖太低也是不好的。在治疗糖尿病的时候非常容易出现低血糖的症状，严重的出现昏迷威胁到生命，这是大家务必需要注意的事情。

老年人低血糖症是内科常见的急危重症之一，在接受胰岛素和口服磺脲类治疗的糖尿病患者中尤其常见。严重者抢救不及时常引起死亡。低血糖持续时间过长，即使生命得救也可留下脑组织不可逆损害。因此，及时诊断和迅速有效抢救严重低血糖症，关系到患者生命和预后。

由于开始使用降糖药，不熟悉药物的特点和维持时间，药物剂量与血糖、饮食之间相互关系的规律还未摸出，特别容易出现低血糖昏迷、抽搐。又由于昏迷、抽搐的症状，需要与脑血管病、颅内感染、癫痫、精神病等多种疾病相鉴别，短期内往往难以确诊。这时如果没有及时考虑低血糖症，很容易延误抢救时间，导致严重的后果。

低血糖症的抢救应快速补充高浓度葡萄糖，迅速纠正血中的低血糖。一般静脉注射50%或25%葡萄糖液20～40ml，视病情可反复使用，直到患者神志转清，出汗停止，心率变慢为止。

需要提醒的是对于胰岛素过量或口服磺脲类药物并合用拜糖平所致低血糖时，进食淀粉及蔗糖均不及时有效，因为此时肠道 α-葡萄糖苷化酶已被拜糖平竞争性抑制，而必须推注高浓度葡萄糖，以免耽搁抢救时机。胰高血糖素也能纠正低血糖，一般用1mg静脉、肌内、皮下注射均可。静脉注射1分钟起效，可维持30分钟。该药对胰岛素过量所致的低血糖效果特佳，但对磺脲类及胰岛素瘤所致的低血糖疗效差。静脉注射50%或25%葡萄糖液后容易出现高血糖，而胰高血糖素逆转低血糖时不伴有高血糖反应，这也是该药的优点之一。

在抢救低血糖的同时，要重视预防低血糖所致的继发性损害，特别是对脑组织的损伤。最新的研究证实：某些钙拮抗剂，如尼莫地平可减轻胰岛素所致的低血糖对脑的损伤，应及时应用。同时也要保证充分供氧和维持足够的脑血流量。

在生活中糖尿病患者可以自己买一个血糖检测仪，经常测一下自己的血糖，出现低血糖的时候也可以早点发现，不至于出现那么严重的伤害。

注射胰岛素须勤查血糖

当前，胰岛素已经成为糖尿病患者控制高血糖非常有效的手段之一，特别是胰岛素强化治疗，可以在很短的时间内将高血糖降下来，及时解除高血糖毒性作用、恢复胰岛细胞功能。糖尿病患者出现高血糖时可以没有症状，出现低血糖时机体可以代偿纠正，也不一定会出现心慌、出汗、手抖等表现。如何才能既保持血糖正常又能有效防止低血糖的发生呢？

首先，要预防低血糖必须勤查血糖。只有多监测血糖才能了解血糖的波动。早餐前血糖低于 4.4mmol/L 的患者应提防有夜间低血糖的可能。增加监测夜间的血糖水平，条件较好的患者可以住院进行24 小时动态血糖监测，以发现没有自觉症状的低血糖。只有经常监测血糖才可以发现血糖的高低，从而针对不同时间的血糖变化采取行之有效的措施。

其次，由于人胰岛素短效制剂作用时间较超短效胰岛素作用时间久、发挥作用较慢，中效制剂又存在潜在的吸收峰值，因而人胰岛素预混制剂的治疗容易在中餐前、夜间发生低血糖而餐后高血糖控制又不尽人意，还有一部分人会因为中效胰岛素发挥作用时间较长和潜在的吸收峰值，容易在夜间凌晨发生低血糖。因此，对于应用预混胰岛素后出现餐后高血糖或夜间低血糖者，及时将预混胰岛素换成预混胰岛素类似物很有必要，因为预混胰岛素类似物的短效制剂作用很快，时间很短，发生低血糖的概率较低。

最后，饮食、运动、获取糖尿病知识、定期监测血糖、规律用药等"五驾马车"应并驾齐驱，用药应该建立在饮食和运动治疗的基础上。因为饮食和运动是糖尿病治疗的基础，只有基础打牢了，用药才可以安全、有效。因此，如果饮食和运动方案比较合理，一旦出现低血糖，最好是调整用药方案，而不是改变饮食和运动。

🔣 糖尿病患者饮食控制过度害处大

在临床工作中，常有一些患者为了达到严格的血糖控制采用比较严苛的饮食控制。所谓严苛，是指他们每日摄入的主食量低于人体健康生活所需要的最低要求。比如粗略来讲，每人每日的主食需求量不宜低于 5 ~ 6 两。

有人可能会说，不是有很多人为了减轻体重，每天只吃极少量主食（1 ~ 2 两），甚至可以少吃 1 ~ 2 餐饭吗？他们不是也达到了快速减轻体重并且促进健康的目的吗？这种饮食方案，是一种可以相对快速减轻体重的方法，其实并不适合长期维持。即便是有人可以在比较长的时间内维持这一方案，也只是一种牺牲健康，维持"骨感"的被迫之举。

主食过少对于普通人或糖尿病患者都有害处。粮食是人体能量的主要来源，粮食消化后形成的葡萄糖会直接进入血液，作为能源提供给全身的肌肉和脏器使用，也包括心脑肾等重要器官。多吃粮食的确会升高血糖，但低于最低需要量时也会给脏器功能和人体健康带来损害。比如吃主食过少的人常有脑功能下降的表现，也有交感神经兴奋的表现。另外为了补足少吃主食带来的能量缺乏，人们会本能地用增加肉类等方式来补偿，而肉类的过多摄入又容易导致动脉硬化的过早发生。

糖尿病患者在主食过少的情况下，更易发生低血糖（症状），也更容易产生脑功能受损和其他身体方面的损害。在使用降糖药的情况下，当主食减少，副食不增加时，容易出现低血糖症状，而 1 ~ 2

个月后，低血糖的发作减少，而进入了交感兴奋状态，表现为餐后3～4小时有浑身发热，心慌，对声音和突发事件过激，情绪容易激动、失眠等。同时表现出身体软弱无力、易困、脱发、皮肤干糙、记忆力下降等，而往往在这时测血糖，还很难发现比较低的血糖数值，此时"低血糖"变得更隐匿，而更多地表现为脑组织内的能量缺乏。这样长期主食过少，饮食热量过低，脑组织缺乏能量供应，也会使脑细胞逐渐丧失功能而最终形成老年痴呆，糖尿病患者的生活质量也会因此严重受损。

那么您肯定会问，主食多吃一口，血糖都会高又怎么办呢？其实这就是糖尿病的本质，对糖的调节受损。但这并不意味着主食应该越少越好，主食的量至少要5～6两/天（如运动量大还可以适当增加），当血糖升高时可以采取分餐、增加餐后运动乃至调整降糖药物等方法。切不可因"糖"废食。同时对于不同年龄和状态的糖尿病患者也应该因"龄"制宜。目前糖尿病治疗领域正兴起着个体化治疗的热潮。对于年龄在60～65岁以上的老年人，血糖控制目标也不必完全按照正常人的标准，而可以适当放宽。比如70～75岁年龄组餐后血糖达到9～13mmol/L，而餐前血糖也不宜低于6～8mmol/L。

总之，在糖尿病饮食治疗的过程中，也要避免视主食为洪水猛兽的过激行为，勤思考，多观察，重体验，相信最终会引导糖尿病患者走向真正的健康。

别让低血糖陪你过夜

沈婆婆患糖尿病十多年，最近这几年沈婆婆听信了广告宣传去买了些金苦瓜胶囊吃，近期由于经常觉得心脏不舒服，到心内科住院，住院过程中，在一天深夜，沈婆婆发生了严重的低血糖，当时查血糖只有 1.8mmol/L，结果第二天一早沈婆婆就因大面积心梗不治身亡辞别了人世。医生在为沈婆婆惋惜的同时，也在思考低血糖与沈婆婆的心梗之间有没有关联呢？

许多糖尿病朋友都已充分认识到高血糖的危害和控制血糖的重要性，有时候却忽视了低血糖的危害，实际上，低血糖的危害丝毫不亚于高血糖，著名的糖尿病专家克赖尔教授曾经这样描述低血糖："一次严重的低血糖或由此诱发的心血管事件可能会抵消一生维持血糖在正常范围所带来的益处。"而事实的确如此，在沈婆婆的病例中，低血糖对沈婆婆的逝世难辞其咎，而像沈婆婆由低血糖而导致严重后果的例子在临床上并不少见。

近几年国内外的大型临床研究结果向我们揭示了低血糖的种种

恶果，发生低血糖的患者在两周内发生心梗的风险较无低血糖者升高 65%，而发生严重低血糖的患者发生心梗且致死的概率也大大高于无严重低血糖的心梗患者。

对于正常人而言，血糖低于 3.0mmol/L 则称之为低血糖；而对于糖尿病患者，只要血糖低于 3.9 mmol/L，即是低血糖，如果低血糖同时伴有意识障碍，临床上叫作严重低血糖。由于夜间禁食时间较长，加之入秋之后，夜晚时间更长，患者容易在夜间和凌晨发生低血糖，因此，"低血糖"伴着糖尿病患者过夜的情况屡屡发生。那么，糖尿病患者如何避免夜间低血糖，尤其是严重低血糖的发作呢？

首先是合理使用降糖药，无论是胰岛素或者口服降糖药，药物使用过多是发生低血糖的主要原因，糖尿病患者要定期监测血糖，根据病情及时调整药物剂量。目前市场上很多号称能"治愈"糖尿病的"中药"，受到不少糖尿病患者的青睐，实际上，这些"中药"往往掺杂着降糖西药，而且，多为格列本脲，也就是以前常说的"优降糖"，此药降糖效果非常强，但由于低血糖副作用非常严重，在临床上现在已很少使用，沈婆婆发生低血糖的原因与其口服的"金苦瓜胶囊"中含有格列本脲成分有不可分割的关系。

糖尿病患者应养成良好的生活习惯，生活规律，饮食定时定量，对容易发生低血糖的时段进行分餐制，匀出一部分主食量留作加餐，如果进餐量减少应相应减少药物剂量。

运动要适量，糖尿病患者如果有晚餐后出去活动的习惯，运动量不要太大，运动时间不要太长，同时要注意监测睡前的血糖，并进行必要的加餐，或是减少晚餐时段的药物剂量。

最后，饮酒，特别是空腹饮酒也是造成低血糖的一大元凶，糖尿病患者要尽量减少饮酒。

特别提出，老年、消瘦、病程长、肾功能不全的患者更容易发生低血糖，对这些患者，更要谨慎降糖，在避免低血糖风险的前提下控制好血糖。

第6章

预防保健
饮食护理习惯好，远离疾病活到老

🧑 低血糖的预防

　　低血糖症在临床上比较常见，而低血糖是可以预防的。低血糖发作对人体身心健康，尤其对中枢神经系统可造成损伤，甚至死亡。因此积极预防尤为重要。

　　由于低血糖症病因的多样性和复杂性，因而预防措施千差万别。

　　（1）临床上以药物性低血糖多见。糖尿病患者以胰岛素、磺脲类药物治疗者，尤其对于肝、肾功能不全的患者，在治疗过程中，胰岛素、磺脲类药物应逐渐加量，避免加量过快。注射胰岛素或口服降糖药后按时进餐。亦应避免运动强度过大。同时密切监测血糖，尤其是接受强化胰岛素治疗期。糖尿病患者及家属应熟知此反应，早期预防、早期发现和早期处理。注意 Somogyi 现象，以免发生胰岛素剂量调节上的错误。

　　（2）老年人降糖药剂量需谨慎。对长效磺酰脲类，尤其是格列本脲在应用时更应慎重。低血糖早期症状不明显，一旦发生，症状很严重，应立即静脉输注葡萄糖，至少密切观察 72 小时，并不断监测血糖浓度。及时调整治疗。

　　（3）使用磺脲类药物治疗时可能与其他药物发生相互作用。一些药物例如水杨酸制剂、磺胺药、保泰松、氯霉素、胍乙定、利血平等，可通过减弱葡萄糖异生、降低磺脲与血浆蛋白结合、降低药物在肝的代谢和肾的排泄等机制，增强磺脲类药物的降糖效应。因此，在使用增强磺脲类药物治疗时应予注意，以免出现低血糖症。

（4）对怀疑B细胞瘤者，应尽早进行饥饿实验和运动实验诱发，测定血浆胰岛素–C肽浓度，并进行B超、CT等影像学检查。以便早期发现，早期诊断，早期手术治疗。可预防低血糖症的发作。

（5）对特发性功能性低血糖症患者说明疾病的本质，给予精神分析和安慰工作。鼓励患者进行体育锻炼。饮食结构适当提高蛋白、脂肪含量，减少糖量，少量多餐，避免饥饿。此外，在食物中加入纤维（非吸收性碳水化合物如果胶）有一定帮助。也可试用小剂量的抗焦虑安定药如地西泮（diazepam）等。

（6）因乙醇可阻碍肝糖异生并促进胰岛素分泌，常在进食很少而过度饮酒后8～12小时发生，所以要避免大量饮酒，尤其是进食较少者。由于摄入果糖、半乳糖或亮氨酸激发的低血糖症，预防方法是限制或阻止这些物质的摄入。

（7）对胃大部切除、胃–空肠吻合、伴有或不伴有迷走神经切除的幽门成形术者，进食后食物迅速进入小肠，结果导致食物的迅速吸收，促进胰岛素过早分泌，引起低血糖。因此应避免进流质及快速进食。应多次、少量高蛋白、低碳水化合物饮食。

（8）阿狄森氏病、腺垂体功能低减、甲状腺功能减退者对胰岛素、口服降糖药特别敏感，易致低血糖症，应特别注意。

低血糖患者的饮食原则

（1）少吃多餐。低血糖患者最好少量多餐，一天大约吃 6 ~ 8 餐。睡前吃少量的零食及点心也会有帮助。此外，要交替变换食物的种类，不要经常吃某种食物，因为过敏症常与低血糖症有关，食物过敏将恶化病情，使症状更复杂。

（2）均衡饮食。饮食应该力求均衡，最少包含 50% ~ 60% 的碳水化合物（和糖尿病患者同样的饮食原则），包括蔬菜、糙米、酪梨、魔芋、坚果、谷类、瘦肉、鱼、酸乳、生乳酪。

（3）应加以限制的食物。严格限制单糖类食物的摄取量，要尽量少吃精制及加工产品（例如，速食米及马铃薯），白面粉、汽水、酒、盐。避免糖分高的水果及果汁，也少吃通心粉、面条、肉汁、白米、玉米片、番薯。豆类及马铃薯可以一周吃 2 次。

（4）增加高纤维饮食。高纤饮食有助于稳定血糖浓度。当血糖下降时，可将纤维与蛋白质食品合用（例如，麦麸饼子加生乳酪或杏仁果酱）。吃新鲜苹果取代苹果酱，苹果中的纤维能抑制血糖的波动。

儿童低血糖及其预防

许多孩子会无缘无故地感到疲劳，甚至有时候突然站起时头晕甚至晕倒在教室里，这可能与血糖低于正常水平有关。

低血糖患者常常会少进一餐或进餐时间延误时感觉虚弱，头昏或易怒，有的会出现注意力无法集中。这是因为大部分的血糖是为大脑所利用的。大脑缺乏血糖供应会出现思维方面的障碍，甚至情绪低落、抑郁或易怒。葡萄糖是大脑唯一可以利用的燃料。当血液中葡萄糖水平低的时候，身体特别是大脑无法获得足够的能量。有时即使有大量的糖原和脂肪等长期能量储备，因为转化需要时间，低血糖症状仍然会发生。

很多情况会造成低血糖，误餐或消耗大量能量后没有及时补充食物是最常见的原因。也有一些儿童天生有低血糖的倾向，但多数情况，低血糖可以通过选择正确的食物和保证规律的进餐来避免。

当然，出现低血糖时机体自然而然地会出现对那些可以迅速升高血糖食物的渴望。希望进食，特别是向往甜食和淀粉类食物。

日常预防儿童低血糖，家长要为孩子选用水果、蔬菜、谷类食物、豌豆和蚕豆等各种豆类、某些肉类和鱼类。避免食用易消化的碳水化合物或高血糖生成指数食物，因为高血糖生成的食物吸收快，一段时间后血糖会迅速下降，从而引起机体血糖降低。

如何预防运动中的低血糖

运动可消耗能量、降低血糖，但有时也会引起血糖过低而发生低血糖，为了防止运动时及运动后发生低血糖，请尽量遵守以下原则。

（1）尽可能在饭后 1～2 小时参加运动，这时血糖较高，因而不易发生低血糖。

（2）避免在胰岛素或口服降糖药作用最强时运动，如在短效胰岛素注射后的 1 小时左右不参加运动，因为运动既消耗葡萄糖又增加血流而加大药物降糖作用，因而发生低血糖的机会很大。

（3）运动时胰岛素注射部位尽量不选大腿等运动时剧烈活动的部位。

（4）一般不在空腹时运动，但许多人有清晨锻炼的习惯，这可以分成几种情况。

①如果空腹血糖在 6.6mmol/L 以上，可进行运动。

②如果空腹血糖低于 6.6mmol/L，在运动前应吃点食物，如喝一杯牛奶、吃几块饼干，吃后 10 分钟左右再开始热身，而不要吃后马上开始运动。

③如果空腹血糖低于 6.6mmol/L，晚饭前又用长效胰岛素或口服降糖药治疗，也可以适当将药量减少。

（5）如果要从事中等强度以上的运动且持续时间长，须注意防止低血糖的发生。

①可适当减少运动前的胰岛素（尤其是短效胰岛素）和口服降糖药的剂量。

②可在运动前及运动中间适当进食。

（6）有条件的话，可在运动前后用血糖仪各测一次毛细血管血糖，至少有两个好处。

①及时发现低血糖。

②了解哪种运动形式、多大的运动量可降低血糖及降糖程度。

（7）因长时间大运动量的运动如郊游、爬山的降糖作用持久，故在运动后的 12 小时以内还有发生低血糖的可能。所以在运动结束后饭量也需适当加大。

如果在运动中或运动后出现饥饿感、心慌、出冷汗、头晕及四肢无力或颤抖的现象时，揭示你已出现低血糖，但不要惊慌，可按以下步骤处理。

（1）立即停止运动，并服下随身携带的食物，一般在休息 10 分钟左右低血糖即可缓解。

（2）若 10 分钟后未能缓解，可再服食物，并请求其他人通知你家人或送你到医院。

（3）若有条件，可要求医生为你准备胰高血糖素针剂，并随身携带，把注射方法简明扼要地列出。若出现低血糖，而你又清醒时可自己注射。若神志不清，其他人也可以根据注射方法为你注射。

如何按病情调整胰岛素的剂量

（1）病情较轻，体内胰岛 B 细胞尚能分泌一些胰岛素，在空腹情况下（每次餐后 3 小时后及晚上睡觉前），胰岛素分泌基本上可满足身体需要，使血、尿糖维持正常。但餐后由于胰岛负担增加，就显得胰岛素分泌不足，血、尿糖增高。此类患者可用普通胰岛素三餐前注射或早、晚餐前用短效胰岛素，午餐前用拜糖平或格列吡嗪。患者饮食中主食分配为早餐 1/5，午餐 2/5、晚餐 2/5；或早、中、晚各 1/3。此类患者满意控制标准为：空腹血糖小于 7.8mmol/L，餐后 2 小时血糖小于 8.3mmol/L；24 小时尿糖定量小于 5g。

（2）病情较重，胰岛功能有限，空腹时基本上可满足需要，但三餐后血、尿糖异常升高，尤其早餐后血、尿糖难于控制。此类患者需用短效胰岛素三餐前注射，且早餐前胰岛素量大于晚餐前的量，晚餐前胰岛素量大于午餐前的量。也可早餐前用短效与长短混合（2～4：1），晚餐前用短效胰岛素注射，早餐前长效胰岛素不宜超过 10～12U，以免夜间发生低血糖。饮食同第一种病情较轻的患者，必要时上午 9～10 点加餐。病情满意控制标准：空腹血糖小于 7.8mmol/L；餐后 2 小时血糖小于 9.4mmol/L；24 小时尿糖定量小于 5g 或 10g。

（3）病情重，体内胰岛素分泌几乎为零，全天都需要依靠注射胰岛素补充，一天 24 小时血、尿糖都很高，难于控制。若用普通胰岛素治疗每日需 3～4 次。早餐前剂量最大，晚餐前剂量第二，午餐前剂量第三，睡前剂量最小。或早、中餐前用短效胰岛素，晚餐前普通胰岛素与长效胰岛素混合治疗（2～4：1），晚餐前长效胰岛素量不宜超过 6～8U，以免夜间低血糖。饮食同以上两类患者，要注意在上午 9～10 点及晚上睡前加餐。病情满意控制标准：空腹血糖（上午 6 时取血）在 8.3～11.1mmol/L，24 小时尿糖定量小于 10g，餐后 2 小时血糖小于 11.1mmol/L。

胰岛素治疗中出现低血糖反应如何处理

血糖低于 3.1mmol/L 则称为低血糖。低血糖反应在用胰岛素治疗的糖尿病患者中最常见，也是胰岛素常见的较严重的并发症之一。低血糖反应于应用胰岛素治疗的 1 型糖尿病患者，也可见于 2 型糖尿病患者。多由于胰岛素用量过大，进食太少，或由于运动、体力活动太多，也偶因肾上腺皮质、垂体前叶功能减退发生，极个别由于伴发 B 细胞瘤。

早期症状有饥饿感、头晕、软弱、出汗、心悸、手抖、脸色苍白、心脉率加速等，由于儿茶酚胺分泌增多所致；后期出现中枢神经症状呈烦躁不安、定向失常、语无伦次、哭笑无常，更严重则惊厥、抽搐、昏迷，甚则死亡。低血糖昏迷 6 小时以上可造成不能恢复的脑组织损伤，如无人发觉或治疗不当可引起死亡。

低血糖的处理方法：低血糖较轻、患者神志清醒，可用红糖或白糖 25 ~ 50g，温水化开喝下病情会马上缓解，低血糖较重还需吃些面包、馒头等食物。发生低血糖神志不清时应速送医疗室、急救站、医院进行抢救，迅速静脉注射 50% 葡萄糖 40 ~ 60ml，继以静脉滴注 10% 葡萄糖水。如低血糖历时较久而严重的，可采用氢化可的松每次 100 ~ 200mg 于 5% ~ 10% 葡萄糖液 500ml 中静脉滴注，当患者苏醒后，让其吃些米面类食物，以防再度昏迷。

糖尿病低血糖发作时的应急处理

糖尿病患者无法预知何时会发生低血糖，不论在任何时间和地方，如在家中、办公室、大街上、驾车时或在沙滩上等，都有可能发生低血糖反应。一旦低血糖反应发作时，患者应立即放下手中的工作，尽快进食糖类食品或饮料。治疗一般低血糖反应的应急措施是食用含有 15 ~ 20g 葡萄糖的食物或饮料。

下列是含有 15 ~ 20g 葡萄糖的食物分量：280 ~ 380ml 可乐，250 ~ 340ml 橙汁，210 ~ 280ml 橙汁汽水，30g 面包，3 ~ 4 片 B-D 葡萄糖片。进食后宜休息 10 ~ 15 分钟，如 15 分钟后仍感身体不适，可吃些水果、饼干、面包等含糖食物。若低血糖反应持续发作，应立即将患者送往医疗室、急救站、医院进行抢救。

怎样预防低血糖

（1）按时进食，生活规律化。糖尿病患者应按时进餐，不能延迟吃饭。若不得已延迟吃饭，应预先吃些饼干、水果或巧克力等食物。

（2）应在专科医生指导下调整用药。药物用量不能随意增加，须在医师指导下，根据血糖作适当调整。胰岛素应在饭前半小时左右注射，并按时进食，每次注射胰岛素时仔细核对剂量。在从动物胰岛素换用人胰岛素时，根据患者的情况，可将剂量适当减少。

（3）运动量保持恒定。每天的运动时间及运动量基本保持不变。过大量运动前宜适当进食，或适当减少胰岛素的用量。

（4）经常测试血糖。注射胰岛素的患者，应自备血糖仪，保证每天自测血糖，若有低血糖感觉应自测血糖，每次血糖结果应记录下来。

低血糖发作时该如何"吃"

很多糖尿病患者都有低血糖的经历，但低血糖发作时该如何选择食物，吃多少量才能既能够纠正低血糖，又不至于引起血糖升高太多，这是一门学问。

首先说说低血糖时该选择什么样的食物，简而言之，低血糖时要选择能够快速升高血糖的食物，如糖水、果汁、蜂蜜、糖块、饼干、米饭或馒头等。尤其是葡萄糖，能够迅速被胃肠道所吸收，使血糖能在短时间内升高，纠正低血糖状态。目前市场上有专门的葡萄糖片出售。不同食品引起血糖升高快慢不同，由快到慢为：葡萄糖＞蜂蜜＞白糖水＞可乐＞果汁＞葡萄干＞牛奶＞冰淇淋＞巧克力。

值得注意的是，当出现低血糖时，不要吃一些含有很多脂肪或者蛋白质的食物（如冰激凌）。因为脂肪会使胃的排空减慢并且延缓碳水化合物的作用，使血糖不能够在短时间内迅速升高，而低血糖的刺激会促使患者继续食用更多的食物，导致接下来的血糖难以控制。另外，如果是服用 α 糖苷酶抑制剂治疗的患者，淀粉或者蔗糖将不能很快地纠正低血糖（这类药物会抑制碳水化合物断裂形成葡萄糖），因此最好选择葡萄糖。

其次说说该吃多少。一般来说，一杯含白糖或葡萄糖 15 ~ 20g 的糖水，一杯果汁或可乐（约 300ml），1 ~ 2 汤匙蜂蜜，6 颗糖块或 2 块饼干（约重 30g）。如果把握不好食物的度，目前国际上推荐 15 ~ 15 原则，供读者参考：如怀疑低血糖，应立即用血糖仪检测血糖。当血糖 2.8 ~ 3.9mmol/L 时，服用 15 克碳水化合物；当血糖 2.2 ~ 2.8mmol/L 时，服用 20 克碳水化合物。等待 15 分钟后测血糖，如果 < 3.9mmol/L，再服用 15 克碳水化合物，再次检测血糖，确保血糖超过 3.9mmol/L。

教你六招，"赶走"低血糖

（1）一日三餐必须有规律。尽可能少吃或不吃零食，人是铁，饭是钢，大米饭才是我们的必需 食物 。适当多进温食，节制冷食、冷饮，同时每天也要有足够的饮水量，多吃蔬菜水果。

（2）保证足够的睡眠时间 7 ~ 8 小时为宜。避免精神过度紧张，培养乐观的生活情绪。

（3）饮食注意卫生。不吃霉变、变质的食物，以免引发肠炎、痢疾等疾病 。

（4）早晚出行需保暖。俗话说： "一场秋雨一场寒，十场秋雨棉上身"，衣服也不可一次增加过多，对大多数身体状况较好的人，适当冻一冻，有利于机体提高适应多变气候的能力。

（5）户外运动多坚持。重视耐寒锻炼，增强体质。

（6）室内通风换气莫忘记。

以上仅从平时的衣、食、住、行来提高机体的抵抗力，如果经常性的晕倒，需到 医院 检查 治疗。对个别体质较差的同学来说，若在学习工作中出现心慌、头昏、眼前发黑、出虚汗等 症状 时，请立即告诉你周围的同学或朋友，以免造成不必要的损伤。